はじめに

　臨床における患者さんとの関わりのなかで、予想もしなかったハプニングに見舞われたことはないでしょうか。
- 歯科治療は滞りなく終えたにもかかわらず、後になって何らかの不満があがったり、思いがけない要求をしてくる患者さん。
- 何度も話し合い同意を得たはずが、「そのようなことは聞いていない」「思い描いていた口元とは違う」と不条理な訴えをしてくる患者さん。
- 定期的にメインテナンスに来院する患者さんの口腔内に初期う蝕が発見され、その旨を伝えると、「ちゃんと通っていたのに！むし歯ができたのはそちらのせい！」と激怒する患者さん。
- いつものほがらかな印象が一変し、突然暴言を吐く患者さん。
- こちらの説明には理解を示さず、無理な治療を要望してくる患者さん。
- 治療法そのものを指図してくる患者さん。
- 提示したはずの治療費が、後になって「払えない」と言いだす患者さん。

　近年、患者さんの特性が多様化するなか、対応の難しい患者さんに消費する精神的エネルギーと労力は想像以上に重くのしかかってきています。
　一方、ハプニングは患者さんだけが要因となって生じるばかりではありません。
- 受付スタッフが、誤って患者さんの保険証を他の患者さんに返してしまった。
- 届くはずの技工物が発注されていない。
- 患者さんとの何気ない世間話が誤解を生み信頼を失う。

　このように、日常臨床ではさまざまなハプニングが起こるものです。人は全能ではありません。こうした事態はけっして人ごとではなく、明日にでもわが身に降りかかることでもあります。
　本書は、前述したような患者さんとのハプニングに対する『生じてしまった事態への適切な対応』と『そのような事態を招かないためのリスクマネジメント』について、
- 心理分析に基づく適切な対応
- 法律に基づく適切な対応

の2つの側面から解説しています。特に、安心・信頼のおける歯科医院づくりを目指し、患者さんとのよりよい関係を維持していくうえで実用的な情報を集約しています。

　内容について少しご紹介しましょう。本書では、日常臨床で遭遇するけっして少なくないハプニングをケースとして取り上げています。まずはそのハプニングへの対応法として、3名の歯科医師の意見を聞いてみましょう。ここでは、そのケースをご自身の歯科医院に生じたハプニングとしてとらえて、3名の歯科医師とともに対応法を考えてみてください。次に、それぞれのケースについて、心理の専門的立場から『心理分析に基づく適切な対応』を、また法律家による専門的立場から『法律に基づく適切な対応』を解説しています。さらに、事態を招かないためのリスクマネジメントとして、そのノウハウを具体的かつシステマティックに記述した臨床に役立つ各種書式も収録しました。ぜひ、明日からの診療にご活用いただければ幸いです。
　本書が、貴歯科医院の発展のお役に立てれば、著者として望外の喜びです。

　最後に、執筆にあたってクインテッセンス出版書籍編集部 Team K の諸氏には多大なる尽力をいただきました。ここに心より感謝の意を表します。

水木さとみ
鈴木陽介

CONTENTS
目次

CASE 1 ……………………… 6
自費治療を勧めたところ暴言が！

CASE 2 ……………………… 18
咬合調整で悪化したと訴える患者さん

CASE 3 ……………………… 30
メインテナンスの甲斐なくう蝕がみつかり
怒る患者さん

CASE 4 ……………………… 40
治療の甲斐なく抜歯に至り不信感を抱く
患者さん

コラム1　インプラント保証システムについて ……………… 51

CASE 5 ……………………… 52
インプラント治療後に治療費を
支払えなくなったと言い出す患者さん

CASE 6 ……………………… 64
息子の治療費は支払えないと訴える母親

CONTENTS
目次

CASE 7 74
約束の期日に治療が完了せずクレームが！
コラム2　インターネット上の誹謗中傷について 83

CASE 8 84
保険証の受け渡しミス

CASE 9 96
思い描いていた口元とは違うと訴える患者さん
コラム3　レスキューファンタジーに陥らないために 101

CASE 10 108
医療過誤を認めさせることを目的とした
セカンドオピニオン

CASE 11 118
無料での自費治療を要求する
モンスターペイシェント

CASE 12 128
世間話から流出した個人情報？！
コラム4　弁護士への依頼について 139

巻末付録　日常臨床ですぐに使える！便利な書式集 141

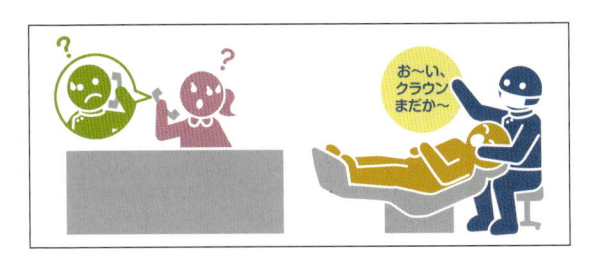

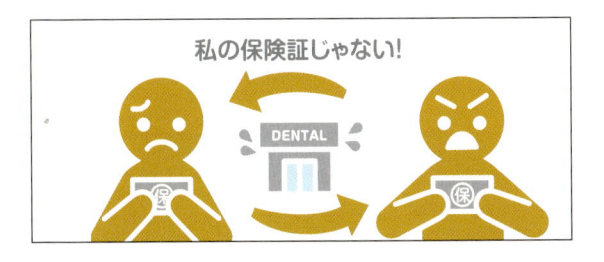

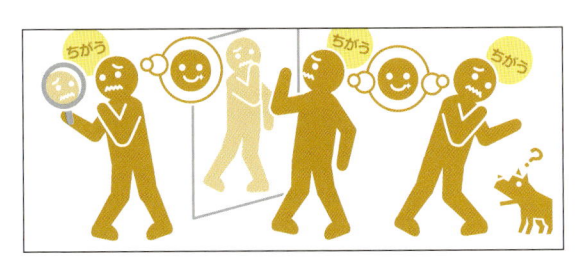

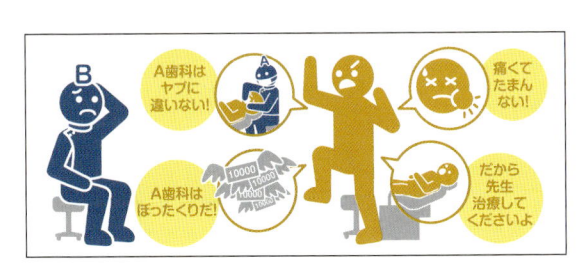

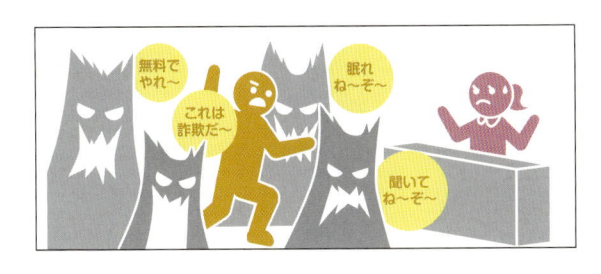

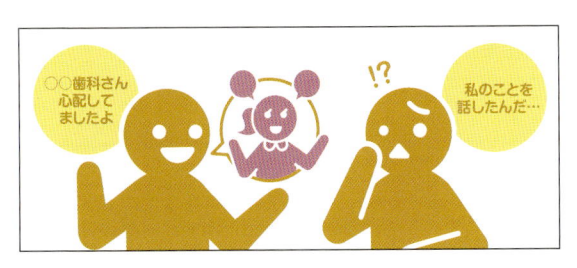

CASE 1

自費治療を勧めたところ暴言が！

1. エピソード
Episode of this case

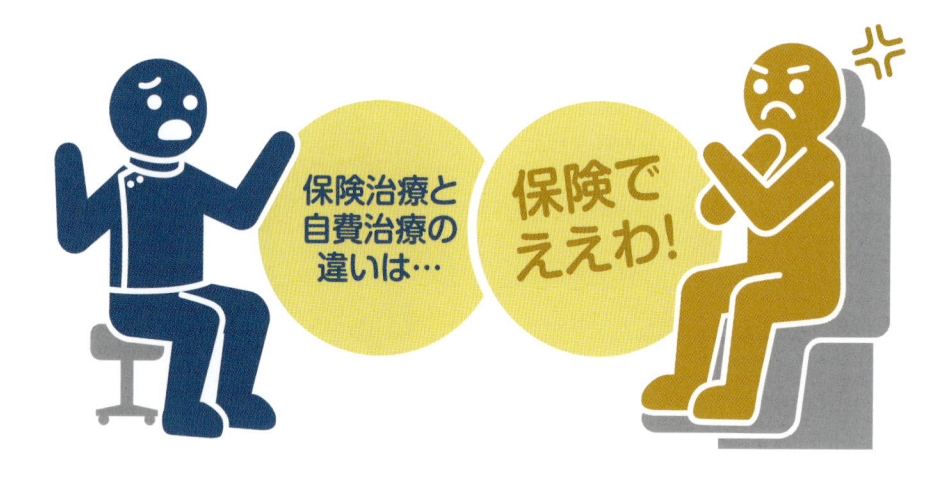

　ケース1の歯科医師は非常に勉強熱心で、技術や知識の向上には努力を惜しみません。最新情報を得るためには、たとえ遠方であっても休日返上で、セミナーや勉強会に積極的に参加します。治療への強い意識とこだわりを持ち、患者さんによりよい治療を提供する姿勢を欠かさないのがポリシーとのこと。来院する多くの患者さんは、そうした歯科医師に厚い信頼を寄せており、患者満足度も高いのがこの歯科医師の誇りだそうです。

　ある日、臼歯部抜歯を余儀なくされ、治療が必要となった50代の男性患者さんに、いつもと同じように症状の診断と説明、治療の必要性を伝え、それに伴ういくつかの治療方法と費用（保険治療・自費治療）の説明をしました。

　患者さんの口腔内状況と将来性を考えた際、起こり得るいくつかの予測から、そのリスクを回避するために材質の優れている自費診療でのブリッジが理想だと歯科医師は考えていましたが、それを患者さんに誘導しないのが、この歯科医師のやりかたです。『まずは説明が第一』と考え、丁寧に説明しました。

　しかし患者さんには、熱心に説明する歯科医師の話を聴こうとする姿勢はなく、説明の途中だというのに「保険でええわ！」と打ち切ろうとする姿勢をみせました。

　歯科医師は「自分の歯ですからあなたが決めるべきですが、まだすべての説明を終えていないので、最後まで聞いてから結論づけたほうがよいと思います」と、自費治療の説明を続けようとしましたが、患者さんはいきなり強い口調で「どうせ、金を取ろうと思うて高いほうを勧めとるんやろ！」と感情を荒だてました。

CASE 1
自費治療を勧めたところ暴言が！

2. あなたならこのケースをどう考える？
What do you think about this case?

Dr.Aの意見

保険治療にするこれ以上関わらない

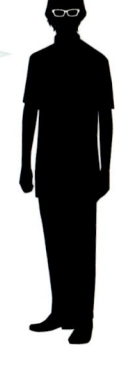

　僕の経験からも、このような患者さんにはいくら説明しても無駄だと感じる。こちらの善意も伝わらず、聞く耳をもたないのだから、所詮、歯の大切さも理解しようとしないし、モチベーションも低い患者さんであると見受けられる。歯科医師にしてみれば誠実な治療を提供しようとしているにも関わらず、このような暴言があったのでは、バカらしくてやってられないだろうと同情してしまう。こんな関係になってしまった以上、なかなか良好な関係に修復するのは難しいと思うし、お互いのためする必要もないと思う。

　インフォームドコンセントとはいえ、患者本人が強い口調で主張しているのだから、保険治療にすればいいと思う。大事なポイントとしては、それ以上関わらないことだ。この治療で終了とし、それ以上の予約をとらないことを勧める。ストレスが増強し、他の患者さんに影響を与えてもいけないし、こちらの身を守ることも必要だろう。

Dr.Bの意見

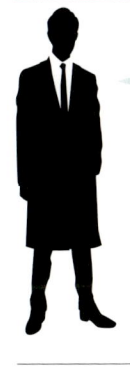

歯科医師側の説明義務が果たされていない

　治療にあたっては医療者側の治療説明の義務があり、患者側はその説明を十分に理解し、納得したうえで治療に臨むことが求められている。

　このケース1では、歯科医師側の説明義務は完全に果たされていない。ここで打ち切ることでむしろリスクが考えられる。後になって「そんな話は聞いていない」とか「歯科医師側の説明不足だ」などと、トラブルに発展することも懸念される。特にこのタイプの患者さんは要注意ではないだろうか。

　歯科医師のいらだつ感情はわからなくもないが、ここは冷静な姿勢でビジネスライクに進めることが賢明だと思う。患者さんには『説明の義務』の趣旨を前置きし、とりあえず最後まで説明をするべきだと考える。

Dr.Cの意見

患者への説明義務を書面にて示す

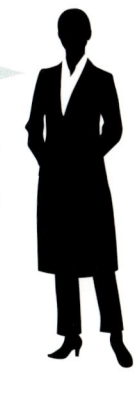

　突然怒り出す患者さんの心理が理解できないが、もし自分だったら、この日に治療の決定はさせないように促す。歯科医院にある治療内容に関する一般的かつ簡易的なパンフレットでも構わないので、患者さんに渡し、「それでは、ここに治療内容が書かれていますので、自宅で読んで考えられたうえで、次回治療の予約をしてください」と促す。

　目的は、態度の悪い患者に対して、こちらの説明義務を書面にて示したというスタンスを示すことにある。このような患者さんには事務的に慎重に対応すべきであると考える。

CASE 1

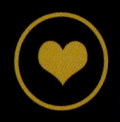

From a psychological point of view
3. 心理学的観点からどう対応できる？

ポイント

1. 暴言の背景を探る

患者さんの乱暴な言動はどこから来るのでしょうか。単に患者さんのパーソナリティーに起因するものなのでしょうか？ あるいは過去の歯科治療体験から来る不信感からなのでしょうか？ それとも周りの人から聞いた何らかの誤った情報からなのでしょうか？ 他にも理由があるのかもしれません。まずは患者さんの暴言の背景を探ることが先決です。

2. 治療への意思確認を記録する

治療にあたってトラブルが予測される患者さんに対しては、慎重な対応が不可欠です。治療への意思確認を明確にし、記録を残します。

3. 事態を招かないためのリスクマネジメントを導入する

暴言を吐く患者さんによる起こり得るトラブルを予測したとき、そのリスクを回避するためにはあらかじめ患者さんの行動傾向を見極めることが重要です。ここではその方法と対応について習得します。

1. 暴言の背景を探る

患者さんの暴言はなぜ生じたのでしょうか？ このケースでの歯科医師の対応からは、患者さんが怒る原因は見当たりません。単に患者さんの持つ易怒的なパーソナリティーが影響しているだけなのでしょうか？ もしそうであれば、今後の患者さんの言動から術者の精神的負担も大きなものとなってのしかかってくることが予測されます。治療に関する不具合や不満を訴えてきたり、感情の起伏も激しく、要求や訴えも日によって変わるなどの行動も予測できますので、歯科医院側のストレスは計り知れないものとなります（これに関しては後述します）。

一方、患者さんのパーソナリティーに何ら問題がみられなかった場合は、患者さん独自の理由が存在していることが考えられます。たとえば過去における歯科治療からくる不信感がその理由の1つになっているかもしれません。非常に不快な歯科治療の経験から、当時の歯科医師への不信感が強く、それが今もなお残り、主治医が当時の歯科医師から代わっているにもかかわらず、過去に体験した不快な感情が今の歯科医師に向けられてしまう——こうした現象は珍しいことではありません。これは過去における人物（歯科医師）が、今の歯科医師に置き換えられ、そのときと同様の感情が向けられるという心理です。

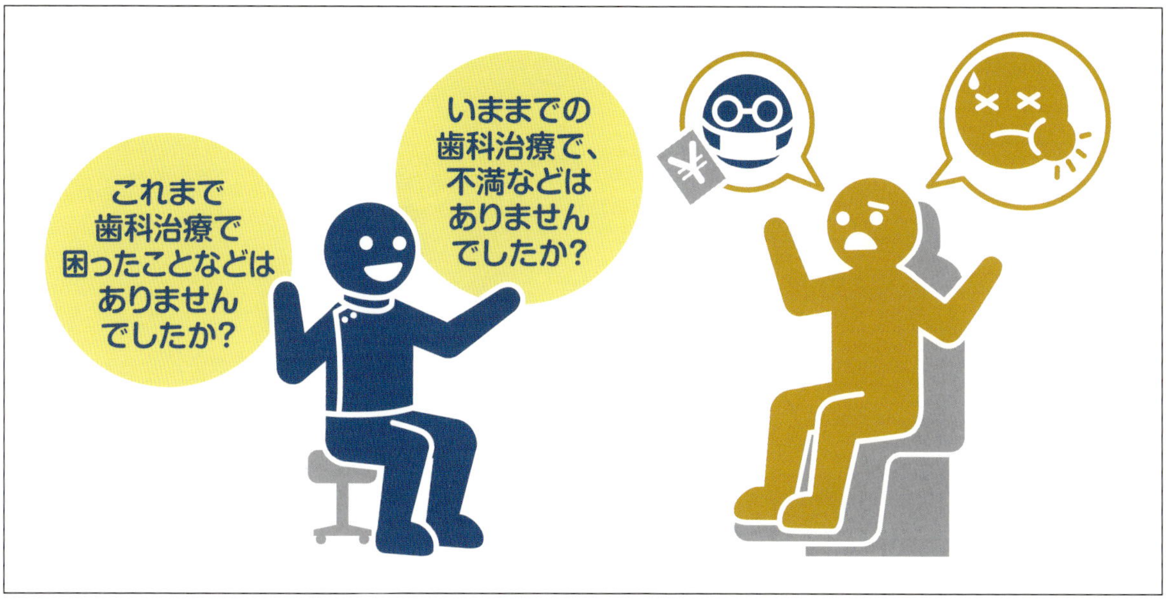

CASE 1
自費治療を勧めたところ暴言が！

図1-1 患者さんの気持ちを吐き出してもらうために、このような質問で導く。

　もし患者さんにそのような心理が働いていたならば、まずは信頼関係の構築に専念しなくてはなりません。信頼関係のなかで、患者さんの気持ちや治療への認識を正しく修正していく必要があります。

　暴言を吐いた患者さんの口腔内には、すでに自費による治療を行っている部位はあるでしょうか？　もしあったとしたら、患者さんは保険治療と自費治療の違いをすでに認識しているはずです。「保険でええわ！」と歯科医師の説明途中で打ち切る言動は、自費治療の価値を見出していない、もしくは不満であったのかもしれません。それらを判断するために、タイミングをみて次の質問を患者さんにしてみることをお勧めします（図1-1）。
・今までの歯科治療で、不満などはありませんでしたか？
・今までの歯科治療で、困ったことなどはありませんでしたか？

　患者さんの多くは、過去における不満、抑圧している気持ちを聴いてもらいたい、吐き出したいという心理があります。この質問はそのきっかけをつくります。こちらの質問に対して患者さんの回答が常識を超えるものなのかどうかを見極める判断基準ともなるので、今後の対応法を考えるにあたっての重要な手掛かりとなります。

1）『過去の治療体験からくる不満』への対応法

　たとえば患者さんの返答が「以前の歯科医院では説明がしっかりとなされてないまま治療に入り、後で高い治療費（自費の治療費）を請求された」というものだったとしましょう。そうした体験から患者さんは、今もなお同じ失敗、悔しい思いを繰り返したくないがために、心理的防衛が働きます。患者さんの頭のなかには『高い治療費を支払わされないよう注意！』と警戒が鳴り響くのです。ゆえに歯科医師からの自費治療の説明にはもっとも過敏に反応し、真っ向から否定的な態度をとることが考えられます。

　臨床では、医療者が説明した内容とは異なった認識をしている患者さんがいることは、けっして珍しいことではありません。それは歯科医師と患者のどちらかが悪いということではなく、『人の認識のしかた・捉えかたの違い』を示唆します。歯科医師の説明は必ずしも患者さんに正しく伝わっているとは限らないことを踏まえて、コミュニケーションを進めていくことが大切です。

　説明するにあたっては、患者さんに必ず「ご自身がよいと思われる治療法を決定していただくことが望まれます。それにあたっては、内容を十分に理解していただき、納得がいくまで検討されたうえで決めてください」と伝

CASE 1

えます。

また、説明する際は内容を小分けにし、段階的に解説していく方法が理想です。その都度、患者さんが理解したかどうか、疑問点や心配な点はないかを確認します。特に重要な内容は、患者さんの表情をみて確認します（困った表情をしてはいないか、難しそうな表情をしてはいないか、などがポイント）。問題がなければ次の説明に入ります。このようなステップを踏む説明方法は、患者さんが過去に体験した不快な情報（記憶）を変えていくきっかけとなります。

2）『誤った情報からくる心理的防衛』への対応法

時に患者さんの周りの人から誤った情報が入ることがあります（例：高い治療を勧められないよう注意が必要だ、保険治療も自費治療も変わらない、など）。そうした際には、誤解を解消しなくてはなりません。患者さんの心理を緩和する（誤解を解く）ために、まずは患者さんの治療への要望とその理由を聴くことから始めるとよいでしょう。

たとえば、患者さんの要望が「保険治療以外はしないでください！」というものであるならば、その理由を聴いてみます。その返答が「友人から保険も自費も変わらないと聴きました」ということであれば、まずは患者さんの言葉を否定することなく受け入れます。

そして「口腔内の状態によっては、お友達の意見は正しいと思います」と伝えたうえで、こちらの解説に入ります。「（説明用ツールを用いて）このような症状に関する治療であれば、たしかにお友達の意見は正しくもあります。一方、○○さんの症状をみると……（違いを視覚的に示す）」のように患者さんの症状と照らし合わせ、同様の治療では限界があることを伝えます。そして患者さんの症状に焦点を合わせ、保険治療と自費治療の違い、利点・欠点、さらに起こり得るリスクなどを加えて説明していくとよいでしょう。

患者さんにとって信頼する友人からの情報であれば、その内容は信じるに足るものです。ゆえに専門的立場から明らかに違った理論であったとしても、その場で真っ向から否定することは避けるべきです。患者さんとの信頼関係が構築されていなければ、どのような正しい意見や正論を述べたとしても患者さんは聞く耳をもちません。

患者さんの意見を受け入れ、誤った認識を修正していくためには、患者さんの世界を共有し、一緒に考えていく姿勢が大切です。

2. 治療への意思確認を記録する

次に、易怒的なパーソナリティーが影響して暴言を吐く患者さんへの対応について解説します。

まず、患者さんが選択した治療への意思確認をしっかり記録します。このケースの場合、たとえ保険治療であっても、その会話内容をしっかりとカルテに記載しておくことをお勧めします。特に言葉のやりとりのなかで気になる情報に関しては、事実に基づきそのまま記録として残すことが効果的です（図1-2）。

治療中、あるいは治療後に「こうなることは聞いていなかった」「こうなるとは思わなかった」「そんな話は聞いていない」という患者さんの訴えがあった際には、カルテの情報を提示し、その内容に基づいて話をします。けっして患者さんの感情に巻き込まれず、冷静な気持ちで凛とした姿勢を示すことが大切です。

3. 事態を招かないためのリスクマネジメントを導入する

患者さんのニーズも多様化するなか、対応に戸惑う患者さんが来院されることもあるかと思います。ここでは、理不尽で乱暴な訴えを起こす傾向にある患者さんに対するリスクマネジメントについて解説します。

1）複数のスタッフの目で見極める

複数のスタッフによる患者洞察を行います。あらゆる場面（受付・チェアサイド・治療中など）から患者さんを観察することがポイントです。複数のスタッフの目でみることは、より客観的な情報を得ることができ、患者

CASE 1
自費治療を勧めたところ暴言が！

【会話と記載例】

1/30	・治療説明に関して
	「5、抜歯後の治療方法を解説する（説明ツール1-A活用）
	患者の口腔内所見に基づき、治療法を解説の途中、
	Pt「保険でええわ！」とのこと、治療選択のための説明であることを促すも
	Pt「どうせ金を取ろうと思うて高いほうを勧めとるんやろ！」
	Ptの発言により、説明を中断することにした
	【確認】
	・治療方法は保険治療を希望とのことでよいかを確認する
	Pt「それ以外は考えておりませんわ！」とのこと。
	・他に質問はないかと尋ねる　→　Pt「何もない」と返答
	◎「保険治療」を開始することとなる

図1-2　患者さんが発した言葉をそのまま書く方法。

さんに対する対応の判断基準とアプローチ法が明確になります。ここでは、『患者さんの行動観察チェックリスト』を使ってみましょう（次ページ図1-3）。

項目1～10は、どれも患者さんの観察において重要なポイントとなります。患者さんの行動観察から、10項目中、当てはまる項目が3つ以上あった際には、慎重な対応が必要となります。院内の連携を密にとり、情報交換をしてください。また、複数のスタッフの評価が集中した項目に関しては、実際のエピソードを出し合い、多くの情報を得てください。専門医に併診する際にも重要な情報となります。

2）対応が困難になったとき

本ケースでもっとも懸念するのは『逆転移の心理』です。これは、患者さんが何らかの陰性感情を持ち、それを歯科医師に向けることで（転移）、歯科医師（またはスタッフ）が私的感情（いらだちや嫌悪感）を抱いてしまうことです。こうした心理状況のなかで対応していくことは難しく、場合によってはさらに大きなトラブルを招くことも否定できません。

心理の世界では、心理士に逆転移が生じた際、自らの感情をコントロールすることが不可欠であり、患者さんへの感情移入しないことが原則です。しかし心理士もまた生身の人間であるので、時にはコントロールすることが不可能に陥り、陰性感情を抱いてしまうこともあります。そうした場合には、心理士みずから担当を代える判断をしなくてはなりません。このような状況では心理療法も無効であり、それ以上進むことは逆効果になるからです。担当が代わることで患者さんの心理に変化を与え、関係性に新たな循環をつくるのです。

歯科医院のなかで、どうしても携わらなければならない状況（治療途中など）ならば、院内のメンバーと協力し合い、対応を工夫するとよいでしょう。それでも患者さんの言動がさらにエスカレートするようであれば、治療の中止を告げることも大切です。「残念ですが、こちらでの（私の）治療は限界です」としっかりと伝え、お断りする姿勢を示し、悪循環の輪を断ち切るべきだと考えます。

CASE 1

【 患者さんの行動観察 チェックリスト 】

対応が難しいと感じた患者さんの行動観察を深めましょう。院内の複数のスタッフで回答してください。患者さんに関する内容で、下記に当てはまる項目欄に印（またはサイン）を入れてください（複数回答可）。

患者氏名：＿＿＿＿＿＿＿＿＿
記載年月日：　　　年　　月　　日
スタッフ氏名：＿＿＿＿＿＿＿＿

> 本シート評価者すべてのスタッフ名を記載します。

患者さんの行動観察：内容	スタッフ印
1．感情の起伏が激しいと感じる。	
2．（待合室など）他の患者さんに迷惑をかけたことがあった。	
3．無理な要求をすることがあった。（治療や予防など専門性を無視するような）	
4．ドクターショッピングがみられる。（複数の歯科医院を受診するなど）	
5．他医院の批判をよく口にする。	
6．予約日にキャンセルが多い。または、無断キャンセルやアポなし来院がある。	
7．患者さんの要望や発言が日によって変わる。	
8．患者さんのペースにこちらを巻き込もうとする傾向がみられる。	
9．こちらの話には聴く耳をもたない。	
10．処置した内容に不満（文句）を言ってくることが多い。	

> それぞれの項目に関して、当てはまると思える内容の欄に、自分の印またはサインを入れます（複数回答可）。

> 10項目中、当てはまる項目が3つ以上あった場合は、対応には注意を要します。

【備考】

> それぞれの項目別の集計をとります。項目別にみて、多い順から、そのエピソードを話し合い、共有します。

図1-3　患者さんの行動観察チェックリスト（原本は142ページ）。

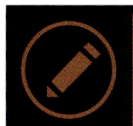

CASE 1
自費治療を勧めたところ暴言が！

4. 法的観点からどう対応できる？
From a legal point of view

ポイント

1. 歯科医院の説明義務を果たす

患者さんは自費治療を拒否し、明確に保険治療を望んでいます。歯科医師としては、保険治療の内容および利害得失を説明したうえで、患者さんの意向に従い保険治療を開始すれば、法的に問題ありません。

2. 患者さんの暴言に対し、適切に対応する

患者さんの「どうせ、金を取ろうと思うて高いほうを勧めとるんやろ！」との暴言については、「患者さんの最善を考え説明しているのであって、報酬を取ろうと思って勧めているわけではない」と、しっかり言うべきでしょう。

3. 暴言が続く場合は、他医院の受診を勧める

患者さんの暴言が続き信頼関係が築けない場合は、今後のトラブル発展を避けるために、他医院の受診を勧めるべきです。

---

1. 歯科医院の説明義務を果たす

1) 歯科診療契約の成立

歯科医院は、歯科治療に際して、患者さんと歯科診療契約を締結します。現実には以下のようなやり取りがなされます。

患者さん：（受付で）歯が痛むので、診察してください。保険証はこれです。
スタッフ：では、この診療申込書に必要事項を記載してください。
患者さん：記載しました。提出します。
スタッフ：診察のお声をかけますので、しばらくお待ちください。

以上のやり取りで、患者さんから歯科診療契約の申込みがあり、歯科医院がそれを承諾したことで合意が成立したことから、歯科診療契約が締結されたと法的に捉えることになります。

2) 説明義務についての裁判所の判断

歯科診療契約上の義務の1つとして、説明義務があると考えられています。この説明義務について、裁判所は以下のとおり判示しています。

CASE 1

> 最高裁判所　平成18年10月27日判決
> 判例時報1951号59頁
> ○医師は、患者の疾患の治療のために手術を実施するに当たっては、診療契約に基づき、特別の事情のない限り、患者に対し、当該疾患の診断（病名と病状）、実施予定の手術の内容、手術に付随する危険性、他に選択可能な治療方法があれば、その内容と利害得失、予後などについて説明すべき義務があり、また、医療水準として確立した療法（術式）が複数存在する場合には、患者がそのいずれを選択するかにつき熟慮の上判断することができるような仕方で、それぞれの療法（術式）の違いや利害得失を分かりやすく説明することが求められると解される。

3) 説明義務の法律上の裏づけ

以上のとおり、説明義務はあくまで診療契約上の契約に基づく義務というべきです。しかし、一定の法律上の裏づけもあります。医療法は、努力義務として以下のとおり説明義務について定めています。

> 医療法1条の4第2項
> ○医師、歯科医師、薬剤師、看護師その他の医療の担い手は、医療を提供するに当たり、適切な説明を行い、医療を受ける者の理解を得るよう努めなければならない。

4) 厚生労働省の指針

説明義務について、厚生労働省は『診療情報の提供等に関する指針』（平15・9・12）で、以下の指針を明らかにしています。この指針（ガイドライン）は法的な強制力はありませんが、実務上の従うべきルールとして機能しています。

> 診療中の診療情報の提供
> ○医療従事者は、原則として、診療中の患者に対して、次に掲げる事項等について丁寧に説明しなければならない。
>
> ①現在の症状及び診断病名
> ②予後
> ③処置及び治療の方針
> ④処方する薬剤について、薬剤名、服用方法、効能及び特に注意を要する副作用
> ⑤代替的治療法がある場合には、その内容及び利害得失（患者が負担すべき費用が大きく異なる場合には、それぞれの場合の費用を含む。）
> ⑥手術や侵襲的な検査を行う場合には、その概要（執刀者及び助手の氏名を含む。）、危険性、実施しない場合の危険性及び合併症の有無
> ⑦治療目的以外に、臨床試験や研究などの他の目的も有する場合には、その旨及び目的の内容

現実には、たとえば以下のようなやり取りがこの指針（ガイドライン）に従いなされることになります。

歯科医師：○○さんのこの歯が、こういう病名で、こういう状態です。放っておくと、こういうことになります。そこで、こういった治療や、ああいった治療が、このくらいの費用でできます。それぞれ、こういったメリットやリスクがある治療です。○○さんにもっとも勧めるのは、こういった事情から、この治療です。治療のスケジュールは、こういった形になります。

患者さん：先生、そのお勧めの治療でお願いします。

5) 具体的状況における説明義務

以上のとおり、患者さんへの説明義務は、診療契約上の重要な義務として位置づけられています。それでは現場の具体的状況で、以上の指針（ガイドライン）で挙げられている事項について、どの程度の説明をすれば説明義務を果たしたといえるでしょうか。

一般論としては、それぞれの事項について丁寧な説明が望ましいといえます。しかし歯科医師は多忙であり、説明に使える時間には制約があります。そこで、指針（ガイドライン）で挙げられている事項それぞれについて、ごく短く最低限の説明を行い、それに加え個別具体的な状況を踏まえて特定の事項について丁寧に説明する、という方向性が現実的です。もっともこの方向性で考えた場合、『どのような事情があった場合に、どの事項

について丁寧に説明を行えばよいのか』が問題となります。これについては、具体的な症状、治療のリスクの大きさ、患者さんの要望、年齢、性格などを勘案し、歯科医師が現場で臨機応変に、患者さんの目線で判断していくよりないでしょう。

6）歯科医療における説明義務

以上の判例や指針（ガイドライン）は、医療一般についてのものです。歯科に焦点をあてると、歯科医療が一般論として治療の緊急性が低いこと、治療の選択の幅が広いことなどから、より高度な説明義務が求められると考える余地があります。特に審美治療など、個人の主観的な美的追求を志向した治療については、治療の緊急性が乏しく、あるいは緊急性が存在しないことから、説明義務が加重されるものと考えるべきでしょう。

しかし、特に保険による治療を考えた場合、歯科医院経営の観点から、1人1人の患者さんに十分な時間をかけて懇切丁寧な説明を行うことは不可能です。そこで上述のとおり、歯科診療における患者さんへの説明は、指針（ガインドライン）で挙げられている事項それぞれについてごく短く最低限の説明を行い、それに加え個別具体的な状況を踏まえ、特定の事項について丁寧に説明することが重要であり、それで足りるというべきでしょう。

個別具体的な状況として、たとえば審美治療などの主観的な美的追求を志向した治療については、より高度な説明義務が課されるべきことから、全体としてより丁寧な説明を行うべきです。また、トラブルを起こしそうな患者さんには説明時間を十分に確保し、繰り返し説明をするなど、その患者さんの個性にあわせた対応を行う必要があります。さらに、リスクの高い治療行為を行う際には、手術の手技内容まで踏み込んだ詳細な説明を行い、患者さんの明確な承諾を得るなど、マニュアル対応ではない臨機応変なケースバイケースの対応が肝心です。

7）この事案における説明義務

（1）患者さんへの望ましい説明

上記の裁判所の判断および厚生労働省の指針（ガイドライン）に照らすと、自費診療でのブリッジが理想と考えた歯科医師は、患者さんに適切な治療と考える自費治療について説明し理解を求めるとともに、その代替的治療法としての保険治療について、その内容および利害得失をわかりやすく説明することが求められます。

ところがこのケースでは、歯科医師がもっとも適切と考える自費治療について説明をしている最中に、患者さんから保険治療の希望がありました。患者さんの言動からすると、この希望をするに至った主たる理由は費用面と思われます。患者さんの判断は尊重する必要がありますが、しかし一方で、患者さんのその判断が真に自費治療との利害得失を理解したうえでなされているかは定かではありません。そこで歯科医師としては、患者さんの意向に沿って保険治療を行うことを前提としつつも、保険治療の利害得失、歯科医師が適切と考える自費治療の利害得失を簡潔に説明することが望ましいといえます。

（2）保険治療を明確に希望する患者さんへの説明義務

しかしこのケースでは、患者さんに自費治療の説明を続けようとしたところ、患者さんが強い口調で「どうせ、金を取ろうと思うて高いほうを勧めとるんやろ！」と感情を荒だてています。患者さんが保険治療を希望していることは明らかですが、このように患者さんが保険治療を明確に希望していた場合であっても、なお自費治療について説明する義務があるのでしょうか？

上述のとおり、患者さんが保険治療と自費治療の利害得失を十分に理解し勘案したうえで判断していない可能性を踏まえ、歯科医師は保険治療と自費治療の利害得失を説明することが望ましいといえます。しかし患者さんが保険治療を明確に望んでいるのであれば、患者さんの承諾により説明義務の範囲が限定され、原則として自費治療について説明しなくとも、説明義務違反はないと考えるべきでしょう。このケースについていえば、歯科医師が説明しようとしたにもかかわらず、声を荒げ保険治療を求めているのですから、なおさら説明せずとも説明義務違反は認められないというべきです。

（3）法的観点からの結論

したがって歯科医師は、保険治療の内容および利害得失を説明したうえで、患者さんの意向に従い保険治療をすれば、説明義務違反は問われません。

CASE 1

2. 患者さんの暴言に対し、適切に対応する

1) 注意すべきは注意する

　患者さんは顧客です。しかし、だからといって医療関係者が、患者さんの無礼な態度、失礼な態度を我慢してやり過ごす必要はありません。最低限のマナーを守れない患者さんに対しては、迷惑行為の増長を防ぐ意味でも、言うべきことは言い、必要であれば丁寧な態度できちんと注意すべきでしょう。マナーを守らず注意され、その結果その患者さんが他医院を受診するようなことになっても、受診を継続される心労およびリスクに照らして考えてみれば不都合はないはずです。

　なお、注意すべきは注意するということについては、「その患者さんとトラブルになったらどうしよう」「悪い評判を立てられたらどうしよう」など、その種の心配をされる医療機関関係者が多数います。しかし毅然と対応し、丁寧な態度で注意すべきことは注意すべきです。なぜなら、このケースでいえば歯科医師は患者さんの治療のため正当な説明をしているだけなのであって、侮辱されるいわれはなく、侮辱を受け入れる理由がないためです。

2) 望ましい対応

　このケースでは、患者さんが歯科医師の熱心な説明に対し、説明の途中にもかかわらず「保険でええわ！」と言い、「どうせ、金を取ろうと思うて高いほうを勧めとるんやろ！」と強い口調で感情を荒だてています。

　この患者さんの言動は、歯科医師の熱心な説明を侮辱するもので、マナーに反する行為です。歯科医師は患者さんに対し、医学的見地から説明しているのであり、患者さんの最善を考えたもので、報酬を取ろうと思って勧めているわけではないと、丁寧な態度を示しつつも、しっかりと言うべきでしょう。常識のある患者さんであれば、歯科医師の発言を受けて、失礼なことを言ってしまったと頭を冷やしてくれるはずです。

3. 暴言が続く場合は、他医院の受診を勧める

1) 他医院受診の勧めと応招義務との関係

　患者さんがなお暴言を繰り返すようであれば、歯科医師とその患者さんとの信頼関係の回復は困難です。また、最低限のマナーを守れない患者さんであり、治療を継続すると大きなトラブルに発展するリスクがあります。そこで暴言が続く場合は、言葉を選びつつ、その患者さんには他医院の受診を勧めるべきです。

　これについては、患者さんに他医院の受診を勧めることが、以下の応招義務との関係で問題とならないか疑問が生じるかもしれません。

歯科医師法19条1項
○診療に従事する歯科医師は、診察治療の求があった場合には、正当な事由がなければ、これを拒んではならない。

　結論からいえば、患者さんが自主的に他医院の受診を始めたのであれば、応招義務違反とはなりません。逆に患者さんがどうしても当医院での治療を継続したいと主張する場合は、暴言の程度にもよりますが、拒否することは応招義務違反となる恐れがあります。

2) 応招義務の行政解釈

　応招義務について定める歯科医師法19条を読むと、『正当な事由』があれば診療を拒めることがわかります。そこで、『正当な事由』はいったいどのようなケースであれば認められるかが問題となります。この点について、実務上従うべきルールとして考えられている厚生省医務局長の通知などがあります。

各都道府県知事あて厚生省医務局長通知
（昭和24年9月10日）
○診療に従事する医師又は歯科医師は医師法第19条及び歯科医師法第19条に規定してあるように、正当な事由がなければ患者からの診療のもとめを拒んではならない。而して何が正当な事由であるかは、それぞれの具体

CASE 1
自費治療を勧めたところ暴言が！

- 的な場合において社会通念上健全と認められる道徳的な判断によるべきである。
- 〇医業報酬が不払であっても直ちにこれを理由として診療を拒むことはできない。
- 〇診療時間を制限している場合であっても、これを理由として急施を要する患者の診療を拒むことは許されない。

長野県衛生部長あて厚生省医務局医務課長回答
（昭和30年8月12日）
- 〇医師法第19条にいう「正当な事由」のある場合とは、医師の不在又は病気等により事実上診療が不可能な場合に限られるのであって、患者の再三の求めにもかかわらず、単に軽度の疲労の程度をもってこれを拒絶することは、第19条の義務違反を構成する。

福岡市長あて厚生省医務局長回答
（昭和49年4月16日）
- 〇休日夜間診療所、休日夜間当番医制などの方法により地域における急患診療が確保され、かつ、地域住民に十分周知徹底されているような休日夜間診療体制が敷かれている場合において、医師が来院した患者に対し休日夜間診療所、休日夜間当番院などで診療を受けるよう指示することは、医師法第19条第1項の規定に反しないものと解される。
- 〇ただし、症状が重篤である等直ちに必要な応急の措置を施さねば患者の生命、身体に重大な影響が及ぶおそれがある場合においては、医師は診療に応ずる義務がある。

これらを検討すると、診療時間を制限している場合であってもそれを理由として急施を要する患者の診療を拒むことはできないとされているなど、『正当な事由』があるとして診療を拒否できる要件は厳しく限定的に解釈されています。したがってこの解釈に従えば、暴言を繰り返された場合においても、診療を拒否する正当な事由があるとはいえない、と判断される恐れがあります。

3）他医院受診の勧めかた

したがって、応招義務違反を問われる事態とならないためには患者さんに自主的に転院いただくことが重要となります。患者さんには、「治療についての考えかたが一致しないことから、当医院ではなく他医院を受診することを勧めます」などと提案するべきでしょう。ポイントは、その患者さんの治療を拒絶するのではなく、あくまで他医院の受診を勧める、ということです。その結果、患者さんが自分の意思で別の歯科医院の受診を始めれば、歯科医院としては診療を拒絶したわけではありませんので、応招義務違反とはならないと考えられます。

歯科医師と患者さんには相性があります。その患者さんが、転院の結果、他医院の歯科医師とのあいだでは良好な信頼関係を築くことができ、その患者さんの利益になる可能性も十分あります。したがって相性が悪くトラブルに発展しそうな患者さんには、早めに他医院の受診を勧めることが、歯科医師にとっても患者さんにとっても、お互いに望ましいというべきでしょう。

4）応招義務違反となってしまった場合

なお、仮に応招義務違反となってしまった場合でも、罰則規定はなく、その歯科医師が警察に逮捕されたり、罰金を支払わされたり、といったことはありません。ただし、応招義務違反の態様が著しく悪く、歯科医師としての品位を損する行為といえる程度に達している場合は、歯科医師法7条2項により戒告などの行政上の処分がなされる可能性があります。

歯科医師法7条2項
- 〇（…）歯科医師としての品位を損するような行為のあったときは、厚生労働大臣は、次に掲げる処分をすることができる。
  - 一　戒告
  - 二　3年以内の歯科医業の停止
  - 三　免許の取消し

また、正当な理由なしに診療を拒否したために、患者さんに損害が生じた場合には、患者さんへの民事上の賠償責任（民法709条に基づく不法行為責任など）を問われる恐れもあります。

以上の次第で、罰則規定はありませんが、応招義務違反は、行政処分、あるいは民事上の賠償責任に繋がり得る違法行為です。患者さんに他医院受診を勧めるときは、応招義務違反を問われないよう、注意が必要です。

CASE 2

咬合調整で悪化したと訴える患者さん

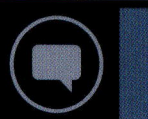

1. エピソード

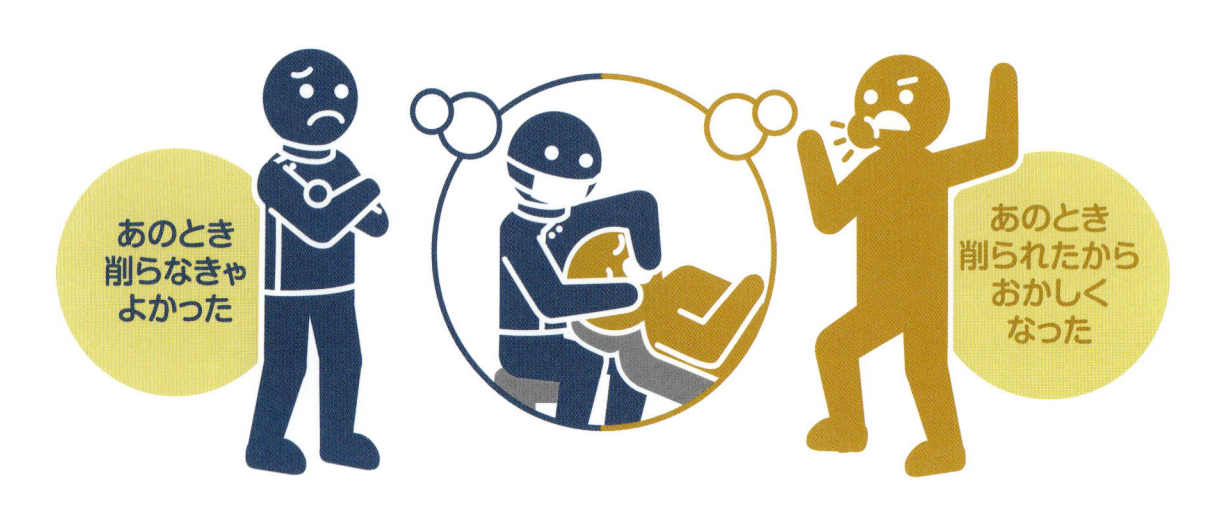

　ケース2の患者さんは30代の男性です。臼歯部の治療でブリッジをすることになりました。治療は順調に進み、補綴物を入れ、咬合調整も完了し、治療は終了したはずでした。

　しかし後日、歯科治療的には特に問題は見当たらないにもかかわらず、患者さんはかみ合わせの不具合を訴えてきました。患者さんは、顔を大きくゆがめ、「うまく噛めない」「変な感じがする」との訴えを繰り返します。歯科医師は何度も確認し、それでも歯科治療的な問題は見受けられないので、患者さんに問題ないことをあらためて伝えました。しかし患者さんは、「でも変な感じがする」「違和感がある」と、問題がないとの説明を受け入れてくれません。次第に患者さんは、不安とイライラが入り混じった怖い表情になってきました。そこで歯科医師は要望を踏まえ、しかたなく少し歯の表面を削りました。患者さんはしばらく口をもごもごし、「ありがとうございました」と言い帰りました。しかし、その「ありがとうございました」と言ったときの患者さんの表情は、違和感が解消され問題が解決したとの表情にはみえませんでした。歯科医師は、このまま納得してもらえるのか、不安を感じざるを得ない状況でした。

　その後、不安が的中です。その患者さんが来院し、「このあいだ削られてしまってからおかしくなった。前よりもひどい状態（症状）になってしまった。体調まで悪くなってしまった」と訴えは増してきました。

CASE 2
咬合調整で悪化したと訴える患者さん

2. あなたならこのケースをどう考える？
What do you thik about this case?

Dr.Aの意見

> これ以上の手は加えず、転院を促す

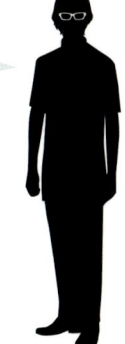

　歯科治療的にはまったく問題がないにもかかわらず、違和感を訴える患者さんの場合、患者さんの要望どおりに手を加えていくことで、かえってトラブルに発展することも少なくない。

　この歯科医師は、極端に削ったのではなく、患者さんの気分を変えるため、気休め程度に処置をしたものと見受けられる。しかしそれでも「体調まで悪くなってしまった」とのクレームを招いてしまった。この歯科医師は、そもそも患者さんの要望を受け入れ、歯を削るべきではなかったのだろう。私なら、患者さんがどんなに訴えても削らない。そして転院を促す。実際問題として、別の歯科医師が診察すれば、別の診断もあり得て、患者さんのためになるかもしれない。

　この歯科医師が削ってしまったことは判断ミスというよりないが、ここに至っては、それ以上の積極的な治療は避け、転院を促すことが賢明だ。患者さんから何を言われても、これ以上の手を加えることは避ける。

Dr.Bの意見

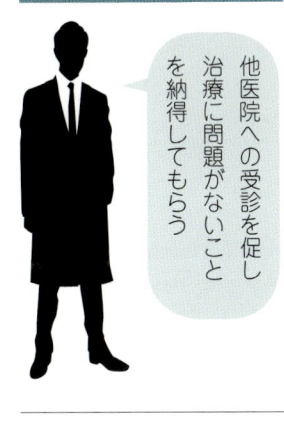

> 他医院への受診を促し治療に問題がないことを納得してもらう

　気になるのは、この患者さんが、「歯科医師に歯を勝手に削られた」と言い出さないかということである。私の経験からすると、この手の患者さんは「説明を受けていない」あるいは「説明が不十分だった」などと後から言い始めることがある。そこで私なら、あらためて治療が問題なく完了していること、患者さんの要望を踏まえて同意のうえで歯を削ったことを説明し、やり取りをカルテに詳しく記載しておく。

　治療の継続の是非については、セカンドオピニオンの受診を促すことも１つの選択肢と考える。他医院への受診を促し、もし何らかの問題がみつかったのなら、「治療費の負担や交通費に関して相談しましょう」と提案し、治療を終了させてしまう。このように対応すれば、患者さんに一定の納得感がある。もちろん他医院で問題はみつからないであろう。そして、他医院でも問題がみつからなければそれもまた患者さんの納得に繋がり、これ以上のクレームを防ぐことができるのではないか。

Dr.Cの意見

> 心身症の可能性があるため、専門医などへの受診を促す

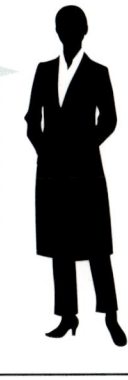

　この患者さんは、心身症の可能性があると判断する。そもそもこのケースでは、治療開始前のカウンセリングなどで心身症の可能性をあらかじめ把握し、治療を慎重に行うべきであった。もっとも、今となっては取り返しがつかない。

　この患者さんの訴える違和感は心身症に起因している可能性が高いから、歯科医師としては、まずは他科の医師に相談し、治療継続に関してのアドバイスをもらったほうがいいと思う。そのうえで、必要に応じ専門医などへの受診を促す。患者さんに心身症の可能性を説明し、他科への受診を促すことには神経をつかうが、歯科医師の務めとして場合によりやむを得ない。ダイレクトに併診を促すことが困難な場合は、大学病院の歯科への受診を勧めるという方向性も検討する。

CASE 2

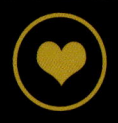

From a psychological point of view
3. 心理学的観点からどう対応できる？

ポイント

1. 問診票から患者さんの状態を知る

歯科治療にあたってのリスクマネジメントの一環として、通常の問診票に心身医学的な観点からみた質問項目を加え、患者さんの状態を把握します。

2. 問診票を活用したインタビューから、さらに患者さんの状態を知る

1. の問診票で患者さんが回答した項目に焦点を当て、適切なインタビューをすることにより、患者さんの状態を探ることが可能です。そうして得た情報をリスクマネジメントの強化に役立てます。

3. 事態を招かないためのリスクマネジメントを導入する

事態を招かないためには、まず患者さんの心身的な状態を問診票から探り、インタビューを通してリスクを把握し、起こり得るトラブルを回避します。その方法を習得します。

1. 問診票から患者さんの状態を知る

このケースのような患者さんの多くは、歯科治療に何ら問題もなく、また問題となる臨床所見も見当たらないにもかかわらず、理解不能な訴えをし続けるのが特徴です。しかし患者さんは偽りを言っているのではなく、現実にそのように感じているからこそ訴えているのです。こうした場合の原因は歯科以外で考えられることが多く、特に心身症の可能性も踏まえて予測することが大切かと思います。あらかじめ患者さんの状態を正確に把握し、起こり得るリスクを考慮したうえでの適切な対応を考えていくことが望まれます。

患者さんの心身の状態を探るツールとして、心身医学的観点からみた簡易的な問診票を用意しました（図2-1）。いつも活用されている問診票に、必要項目を加えることをお勧めします。

なお、このケースの患者さんに関してはすでに治療が終了していますが、タイミングをみて応えていただくことも有効です。問診票の前文に「口腔内は敏感であり、気分や身体の状態によっても、その症状の感じかたが異なる」旨を記しているので、患者さんは心理的に抵抗なく記入するはずです。

1）『心身医学的観点に基づいた問診票』からわかること
（1）前文の意味

問診票の前文は、『問診の目的』を患者さんに理解してもらい、協力を得るための文面です。問診内容から患

CASE 2
咬合調整で悪化したと訴える患者さん

図2-1 問診票（原本は143ページ）。通常使用されている問診票に加えて活用することをお勧めします。

【問診票】

お口のなかはとても敏感です。気分や体調によって痛みや感覚などが変わることが少なくありません。当院では、患者さんが歯科治療を受けられるにあたって、より快適な状態で過ごしていただけるよう、あらかじめ全身状態についてもお伺いしています。ご理解とご協力の程、よろしくお願いいたします。なお、内容は守秘いたしますのでご安心ください。

◆ 最近1～2か月間のご自身の状態についてお伺いします ◆
当てはまる項目のすべてに○をつけてください

① 寝つきが悪く、なかなか眠れないことがある。	
② 一晩のうちに何度も夢をみることがある。	
③ 深夜に目が覚めた後、なかなか寝つけないことがある。	
④ 夜遅くまで眠れなかったにも関わらず、早朝に目が覚めてしまうことがある。	
⑤ 好きなものでも食べる気がしない。	
⑥ 憂うつな気分が続いている。	
⑦ 新聞やテレビをみていても頭の中に内容が入ってこない、あるいはボーッとみている。	
⑧ 何かしようとしても、いつもより意欲や集中力がないと感じる。	
⑨ 緊張してひどく汗をかいたり、身体が震えてしまうことがある。	
⑩ 何か（行動）をするとき、焦って混乱してしまうことがよくある。	
⑪ 呼吸が苦しく感じることがある。	
⑫ 大きな音に反応して、時折、身体が震えたりすくんだりすることがある。	
⑬ 戸じまりや火の始末など、気になることは何度でも確認することがよくある。	
⑭ 病気に関して心配で、そのことが頭から離れないことがある。	
⑮ 何か恐ろしいことが起こるような気がすることがよくある。	
⑯ 特別な理由はないにもかかわらず、不安に襲われることがある。	
⑰ 些細なことにも腹が立ち、イライラしてしまうことがある。	
⑱ 痛みに対しては過敏である。	
⑲ 首や肩の凝り、背中の凝り、頭痛などのいずれかを感じることがよくある。	
⑳ 慢性的な病気がある（　　　　　　　　　　　　　　　　　　　）。	

者さんの心理的抵抗を回避するために、問診する理由と守秘義務を述べています。

(2) ①～④の質問からわかること

① 寝つきが悪く、なかなか眠れないことがある。
② 一晩のうちに何度も夢をみることがある。
③ 深夜に目が覚めた後、なかなか寝つけないことがある。
④ 夜遅くまで眠れなかったにも関わらず、早朝に目が覚めてしまうことがある。

　この質問は、睡眠の状態をみています。1つでも回答があれば、睡眠は快適な状態とはいえません。こうした睡眠困難の多くは、その要因に心理・社会的ストレスが考えられますが、場合によっては何らかの疾患に伴う関連症状である場合もあります。いずれにせよ、睡眠困難が長く続くことで、やがて心身ともにさまざまな影響（気分や集中力の低下など）が表れ、抑うつ気分をもたらします。口腔内の状況も快適ではありません。そこにはさまざまな訴えを起こす可能性が想像できます。

(3) ⑤～⑧の解説

⑤ 好きなものでも食べる気がしない。
⑥ 憂うつな気分が続いている。
⑦ 新聞やテレビをみていても頭の中に内容が入ってこない、あるいはボーッとみている。
⑧ 何かしようとしても、いつもより意欲や集中力がないと感じる。

　この質問は、抑うつ状態に陥っているか否かをみてい

ます。1つでも回答があれば、気分の落ち込みがみられます。その状態が長く続いている患者さんは集中力にも欠けるため、治療にあたってはこちらの説明を十分に理解していない場合があります。後で「こんなはずではなかった」「そんなことは聴いていない」などといったトラブルに発展しないよう、治療説明は慎重に行わなければなりません。説明に際して、治療における重要ポイントはしっかりと再確認することをお勧めします。「ここまでで、わかりづらかったところはありませんか？」「このところはよろしいでしょうか？」と、内容が理解されているか否かを確認するために、段階的にフィードバックしながらコミュニケーションを進めていくのも効果的です。また、治療を選択する場面では迷いが生じることが多くあることから、決定を迫らず安心感を与えることで、かえって治療がスムーズに流れます。

（4）⑨〜⑫の質問からわかること

| ⑨ 緊張してひどく汗をかいたり、身体が震えてしまうことがある。 |
| ⑩ 何か（行動）をするとき、焦って混乱してしまうことがよくある。 |
| ⑪ 呼吸が苦しく感じることがある。 |
| ⑫ 大きな音に反応して、時折、身体が震えたりすくんだりすることがある。 |

この質問は、強い緊張が生じているか否か、過敏な状態であるか否かをみています。1つでも回答があれば、治療中の緊張緩和をするための配慮が必要になります。痛みや違和感にも非常に過敏になっていることから、患者さんのようすや状態に合わせて治療を進めることをお勧めします。また患者さんに、治療中は我慢する必要がないことを伝え、その都度、「気分はどうですか？」「今はどのような感じですか？」など、精神面での確認をしながら進めていくことが大切です。こうすることで患者さんの心理的安心が得られ、治療がスムーズに流れます。時にパニック発作を経験している患者さんも含まれるので、既往歴やエピソードなどの情報を確認することをお勧めします。

（5）⑬〜⑯の質問からわかること

| ⑬ 戸じまりや火の始末など、気になることは何度でも確認することがよくある。 |
| ⑭ 病気に関して心配で、そのことが頭から離れないことがある。 |
| ⑮ 何か恐ろしいことが起こるような気がすることがよくある。 |
| ⑯ 特別な理由はないにもかかわらず、不安に襲われることがある。 |

この質問は、脅迫観念や何らかの疾患への執着があるか否かをみています。回答があった患者さんは、歯科以外に何らかの症状が存在することも否定できません。しっかりとした問診（次項参照）を通して、状態を把握することをお勧めします。回答した項目の症状の度合いと、患者さんの回答が現実的に理解できるか否かも知ることが大切です。加えて、歯科治療における過去の既往歴やエピソードなど詳細な情報を収集するとよいでしょう。

（6）⑰〜⑳の質問からわかること

| ⑰ 些細なことにも腹が立ち、イライラしてしまうことがある。 |
| ⑱ 痛みに対しては過敏である。 |
| ⑲ 首や肩の凝り、背中の凝り、頭痛などのいずれかを感じることがよくある。 |
| ⑳ 慢性的な病気がある（　　　　　　　　　　）。 |

⑰は易怒性をみています。日常社会的に理解できる状態なのか否かの判断が大切です（次項参照）。それに伴って⑲に回答があれば、そうした感情から来るストレス性の筋緊張が考えられます。さらに⑱の回答があれば、治療のストレスも大きく、さまざまな訴えが予測されます。その状態がいつからどのくらい続いているのか、具体的にはどのようなレベルなのかなど、詳しい情報を聴くことが大切です。治療にあたっては、十分な信頼関係を構築することが求められます。

2. 問診票を活用したインタビューから、さらに患者さんの状態を知る

患者さんがチェックした項目に、こちらからの適切な質問を重ねることで、より正確な情報が得られます。そして、それに基づいてリスクマネジメントを考えていきます。

ここでは特に重要な質問項目を挙げ、患者さんへのインタビュー（質問）例を紹介しましょう。

CASE 2
咬合調整で悪化したと訴える患者さん

<チェックされていた項目>
①寝つきが悪く、なかなか眠れないことがある。
④夜遅くまで眠れなかったにも関わらず、早朝に目が覚めてしまうことがある。

<質問例>
・いつ頃からそのような状態が続いていますか？
・1週間を通して、どのくらい眠れない日がありますか？

　この質問は、患者さんの睡眠状態および期間を聞いています。その睡眠状態は最近のものなのか、慢性的なものなのかを知ることがポイントです。後者であれば、他の項目にも○がつけられており、ストレスも長い間、改善していないことが予測されます。

　睡眠への影響は、何らかの要因によって伴うと考えるのが一般的です。問診票の他の項目の回答と照らし合わせて考えると、睡眠困難との関連がみえてきます。他科（心療内科など）の通院歴はもとより、現在の通院の有無を聴いてみることで、患者さん状態の把握ができます。

<チェックされていた項目>
⑥憂うつな気分が続いている。

<質問例>
・いつ頃からそのような気分が続いていますか？
・1日のなかで気分の変動はありますか？
・朝と夜ではどちらが憂うつですか？
・以前にも同じようなことはありましたか？そのときはどのように対処しましたか？

　この質問は、患者さんの気分の状態を聴いています。睡眠困難が長期間にわたって続いている場合は、自律神経系の乱れも生じているため、気分も不安定になることから、いらだちや不安感を伴います。

　また憂うつな気分が続いていれば、集中力や意欲の低下も生じているでしょう。このような状態ではプラークコントロールもうまくいかず、免疫力も低下することから、さまざまな症状が生じることも予測されます。

　気分の日内変動に関しての情報もポイントです。一般的には、定型うつ病（通常のうつ）は朝の気分の状態が悪く夕方になると多少和らいでいくのが特徴ですが、非定型うつ病（新型うつ）は夕方から夜にかけて気分が不安定になります。また前者は口数が少なく自己否定的な考えをしてしまう傾向にありますが、後者は（すべての患者さんとは限りませんが）激しい感情を相手にぶつけることがあるにもかかわらず、相手からの些細な言動には過敏に反応してしまうのが特徴で、時には他罰的に訴えることもあります。

<チェックされていた項目>
⑩何か（行動）をするとき、焦って混乱してしまうことがよくある。
⑪呼吸が苦しく感じることがある。

<質問例>
・いつ頃からそのようになりましたか？
・特にどのような状況でそうなりますか？
・そのようなとき、どのような対処をすると落ち着くことができますか？

　この質問は、気持ちの焦りや混乱が生じているか否かを聴いています。強い場合は症状にも過敏に反応することが多くあります。神経症の患者さんにもみられることがあります。さらに、混乱から呼吸が苦しくなってしまうのであれば、パニック症状の傾向もあるため注意が必要です。既往歴・現症状に関する詳細な情報を収集し、歯科治療方針を立てることをお勧めします。

　こうした患者さんは、信頼関係が心理的安心を与え、気分が和らぎます。焦らずゆっくりと進むことがゴールの近道と考えます。

CASE 2

<チェックされていた項目>
⑭病気に関して心配で、そのことが頭から離れないことがある。

<質問例>
・具体的にどのようなことを心配されていますか？
・いつ頃から心配でしたか？

　患者さんの回答が、現実的に理解可能であれば問題ありません。たとえば、がんの再発への心配というように、過去の疾患への不安であれば誰もが生じる感情です。しかし軽度の胃痛で医師からはまったく問題ないと言われているにもかかわらず、「自分はがんではないか」「絶対そうであるに違いない」とドクターショッピングを繰り返す患者さんなどには慎重な対応が求められます。

　歯科治療においても些細な言動に意識が向き、症状にも執着することが予測されます。

<チェックされていた項目>
⑮何か恐ろしいことが起こるような気がすることがよくある。
⑯特別な理由はないにもかかわらず、不安に襲われることがある。

<質問例>
・いつ頃からそのように感じるようになりましたか？
・どのようなことが頭に浮かびますか？
・どのような不安が襲ってきますか？
・以前と比べると、その感じ方は変わっていますか？

　インタビューの患者さんの回答から、現実的に理解可能であるものなのか、非現実的な訴えがあるのかを見極める必要があります。

　たとえば過去における体験＝地震のような怖い経験から、少しの音や揺れでも過敏に反応し、「こうなりはしないか」「こんなことは起こらないだろうか」などといった予期する不安は多かれ少なかれ誰にでもあり、現実的

に理解できます。こうした患者さんへの歯科治療にあたっては、アシスタントの協力を得ると効果的です。チェアサイドでは、なるべく人がそばにいてあげること（1人にしない）、歯科器具などが触れ合う音に注意をはらうこと、常に声掛けをしながら患者さんに気持ちの安泰を促し、患者さんのペースに合わせて治療を進めることが効果的です。

　一方、患者さんの言動が現実的には理解できない、あるいは意味不明な内容、非現実的な発言であれば慎重な対応が求められます。インタビューの際には、それ以上質問を繰り返すことや内容を深く聴こうとすることは精神症状を悪化させるため、避けなくてはなりません。口腔内に異常な感覚を訴えることも多く、対処に注意が必要です。

　精神症状の度合いにもよりますが、歯科治療の際は十分な信頼関係のなかで、段階的に実施する、できれば可逆的治療から始めることをお勧めします。対応に不安がある際には、（大学病院などへの）紹介を考える、または専門医との連携のなかで進めていくことが大切です。

<チェックされていた項目>
⑰些細なことにも腹が立ち、イライラしてしまうことがある。

<質問例>
・差し支えなければ、どのようなことでイライラしてしまうのかを聴かせていただけますか？（患者さんの話した後、気持ちに共感し、心理的安心を与える）

　インタビューの回答から、内容が常識の範囲内で納得できる内容（たとえば、「いろいろな問題を抱えていまして悩みがつきません。普段はなんとも思わないのですが、些細な言動に対してもイライラしてしまいます」など）であれば問題はありません。

　一方、患者さんの言動が、乱暴な口調、威嚇する表情、さらに発言内容も他罰的なものであれば注意が必要

CASE 2
咬合調整で悪化したと訴える患者さん

です。患者さんに巻き込まれないよう、穏やかななかでも毅然たる姿勢で接することが大切です。また治療をするにあたっては、可能なこと、不可能なことを明確に伝え、患者さんからの無理な強要があってもしっかりと断ることが大切です。トラブルを予感する際には、その都度、患者さんからの了解のサインをもらうことが理想ですが、難しいようならばコミュニケーションのやりとりを詳細に記録しておくことをお勧めします。

<チェックされていた項目>
⑱痛みに対しては敏感である。
<質問例>
・治療をしていくにあたって、こちらも十分理解していきたいと思います。痛みに関して、何か嫌な経験や怖かった思いをしたことなどありましたか？

　この質問は、どこの歯科医院での経験なのか、歯科医師名などを聴いている質問ではありません。それらを聴くことはまったく意味はありません。ここでのインタビューの目的は、患者さんに『何が起こったのか』という情報を得ることです。その情報を踏まえて、患者さんの疼痛認識を緩和するための対応を考えることに意義があります。
　痛みに敏感であるという患者さんの多くは、過去における体験からの記憶が大きく関与していることがあります。インタビューから患者さんがもっとも過敏になる状況を聴き出し、理解し、それを招かないために適切に対処することで、治療がスムーズに進みます。
　たとえば「以前に親知らず（智歯）を抜いたとき、なかなか抜けなくて、そのうちに麻酔が切れて痛みが出始めました。怖くなり、息するのも苦しくなったんです。それ以来、歯医者さんに行く際にはとても緊張します。痛みにも過敏です」という患者さんの発言内容ならば、ユニットに座った患者さんにすぐに治療を開始するのではなく、まずゆっくりと深呼吸をさせて

気分を落ち着かせてから口を開ける、治療中はアシスタントが患者さんの肩に軽く手を触れて「大丈夫ですよ」「もうすぐ終わりますよ」などと声がけをしながら患者さんの気分を和らげるなどの対応が求められます。治療は、患者さんの表情や身体的観察から、その状態に合わせて無理をせず、少しずつ進めていくことがポイントです。そうすることで患者さんの気分が落ち着き、痛みの緩和にも繋がります。またその体験の繰り返しから、治療への緊張も軽減していきます。

3. 事態を招かないためのリスクマネジメントを導入する

　ここまで解説した問診票を活用したインタビューと、その解説内容から、患者さんの状態を判断してください。
　歯科治療を進めるにあたって、起こり得るリスクを頭のなかに描きながら少しずつ進めていきます。可能であれば可逆的な治療からようすをみるといいでしょう。
　リスクが考えられる患者さんであっても、歯科治療は絶対的に行うべきではないということではありません。臨床では、患者さんと医療者との強い信頼関係が築けた際、患者さんの訴えが軽減したり、症状が消失することを目にします。これは症状の痛みに付随する精神的痛みが、心理的安心を得ることによって緩和され、結果的には、疼痛認識（痛みをどのように感じるかという認識）の緩和や症状への執着が軽減されることを意味します。患者さんとの信頼関係構築こそが症状緩和の鍵といっても過言ではないでしょう。
　このケースのような患者さんの多くは歯科治療に問題はなく、患者さんの訴えに値するような所見は見当たりません。つまり症状そのものは歯科治療によるものではなく、多くは患者さんの感覚によるものです。患者さんの心身の状態、気分の変化によってもその症状への感じかたも変わり、訴えにも変化があることが臨床でも見受けられます。患者さんの状態を適切に見極め、必要に応じて専門医と連携することをお勧めします。

CASE 2

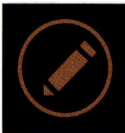

From a legal point of view
4. 法的観点からどう対応できる？

ポイント

1. 咬合調整で歯を削る際には同意を得る

患者さんに咬合調整を行う際には、その必要性を説明したうえで、明確に同意を得ておくことが重要です。このケースでは「歯を勝手に削られた」とのクレームはありませんが、今後追加的に主張され得ることから、あらためて行った治療行為を丁寧に説明し、カルテに記載しておくべきです。

2. 転院を勧める

歯科医師の治療行為にミスがあったとはいえないように思われるため、その旨を説明したうえで、治療を継続しかみ合わせの不具合の調整を試みるか、または治療環境を変えるため他医院への転院をするか、患者さんに判断してもらうべきでしょう。

3. クレームが続く場合は、毅然とした対応をする

クレームが繰り返される場合は、毅然と対応します。患者さんは、謝罪を求めたり、暴言をしたり、治療費の減免を要求したり、「訴える」などと声を荒げたりしてくるかもしれません。そのような場合でも、落ち着いて淡々と対応することが重要です。

1. 咬合調整で歯を削る際には同意を得る

1）再度の説明

歯科医師は、治療行為として、患者さんの同意に基づき、相当な範囲で患者さんの歯を削ることができます。患者さんの歯を削る場合、特にかみ合わせの調整などのために削る際には、その必要性を説明したうえで、明確に同意を得ておくことが重要です。歯を削ると元に戻すことはできないため、同意を明確に得ておかないと、「本来削る必要がないのに勝手に削られてしまった」とクレームに発展しやすいためです。

このケースでは、患者さんは「歯を勝手に削られた」とのクレームはしていません。しかしこの種の咬合調整のために歯を削るケースでは、後々「削ることを承諾していない」「説明を受けていない」とのクレームが追加主張されるケースが見受けられます。そのような追加主張がなされた場合、同意書をとっていれば患者さんから同意を得たことは明らかですが、同意書をとっていないケースでは、言ったか言わなかったかの水掛け論となってしまいます。そのような場合は、患者さんからの「このあいだ削られてしまってからおかしくなった。前よりもひどい状態（症状）になってしまった。体調まで悪くなってしまった」とのクレームを受けて、あらためて行っ

CASE 2
咬合調整で悪化したと訴える患者さん

た治療行為について丁寧に説明するべきでしょう。そのうえで、患者さんとのやりとりを、患者さんから「削ることを承諾していなかった」との主張がなかったことを含め、カルテに記載しておくべきです。

2) カルテの記載内容についての真実の推定

カルテは、裁判手続きにおいて、歯科医師が行った治療行為に関する事実を示す重要な証拠とされており、カルテの記載内容は、原則として事実と推定されることになります。逆にカルテに記載がない場合は、その事柄を立証するためには他の証拠により立証することになり、困難を伴うケースが多々あります。カルテの記載は、裁判上、たいへん重要な位置づけがなされているのです。

なお、患者さんとのトラブルの結果、カルテの開示請求をされるケースがあります。その際に、カルテの記載内容を修正したり追加したりするなどしてカルテを改ざんすることは、絶対に行ってはいけません。カルテの改ざん行為は、場合により証拠隠滅罪（刑法104条）などの刑法上の処罰の対象とされ得る行為です。トラブルのリスクがある場合には、診察の都度、入念にカルテの記載を行い、いざというときのための備えとすべきでしょう。

2．転院を勧める

1) クレーム内容の検討

このケースでは、患者さんの同意に基づき、かみ合わせの不具合を治療するため歯の表面を削っています。同意があるので、具体的な治療行為にミスがなかったのであれば、歯科医師に非はないものと考えられます。

治療行為にミスがあったといえるかを検討すると、患者さんから具体的な手技の誤りを推認させる指摘はなく、また患者さんの訴えを踏まえ少し歯の表面を削っただけであることから、患者さんをあらためて丁寧に診察したうえで判断する必要がありますが、具体的な治療行為にミスがあったとは思えません。

2) 取るべき対応

治療行為にミスがあったと判断できない場合は、率直にその旨を患者さんに説明します。そのうえで、治療を継続しかみ合わせの不具合の調整を試みるか、または治療環境を変えることも選択肢の1つとし、他の歯科医師の治療を受けるため他医院へ転院するか、患者さんに判断してもらうべきでしょう。

患者さんから「治療を継続して欲しい」との申し出があった場合は、治療を継続することになります。しかし、一定期間治療を継続し、しかしそれでも症状が解決しない場合は、より設備の整った歯科医院で集中的に精査してもらうべきです。症状が解決しない場合は、そのような他医院を紹介するなどして転院を勧めるべきでしょう。

またこのケースでは、患者さんから「このあいだ削られてしまってからおかしくなった。前よりもひどい状態（症状）になってしまった。体調まで悪くなってしまった」とのクレームがあり、患者さんとの信頼関係はすでに大きく揺らいでいる状況です。そこで、これまでの治療経過や患者さんの態度を踏まえ『相性が悪そうだ』と判断すれば、このクレームが来た段階で、当医院としては適切な治療行為をしてきたことを説明したうえで「より設備の整った医院で集中的に精査してもらうべき」と他医院への転院を強く勧めてしまうことも検討すべきです。

3．クレームが続く場合は、毅然とした対応をする

治療行為にミスが認められないにもかかわらず、患者さんからのクレームが収まらない場合は、毅然と対応すべきです。

歯科医院の毅然とした対応の結果、患者さんが収まればよいのですが、クレームが発展するケースもあります。患者さんは、クレームを繰り返すなかで、歯科医院に対し謝罪を求めたり、暴言を繰り返したり、治療費の減免を要求したり、「訴える」などと声を荒げたりしがちです。その場合には、それぞれ以下の対応をすべきです。

CASE 2

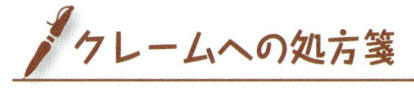

クレームへの処方箋

- ★ 謝罪を要求された ──→ ミスがないことを説明し、謝罪はしない
- ★ 暴言を繰り返す ──→ 帰ってもらう
- ★ 器物損壊や暴行に及んだ ──→ 110番通報する
- ★ 治療費の減免などの金銭要求をされた ──→ 拒否する
- ★ 訴えると言われた ──→ 毅然と対応する
- ★ 行政や歯科医師会に報告すると言われた ──→ 毅然と対応する
- ★ インターネットに書き込むと言われた ──→ 毅然と対応する

1)「謝れ」と言われた場合

治療行為にミスがないことを説明し、謝罪はしないことです。患者さんの言いがかりにもかかわらず謝ると、患者さんは『治療行為にミスがあった』との誤解を深めることになります。

患者さんは医療行為の専門的な部分はわかりません。そこで患者さんは、悪しき結果を前提として、謝罪をしたか、申し訳なさそうだったかなどの歯科医院側の態度を手掛かりに、ミスがあったかを判断する傾向があります。そのため謝ってしまうと、患者さんが誤解を深め、より強度のクレームに繋がる恐れがあります。ゆえに歯科医院側に非があることを前提とするような発言はしないよう、注意が必要です。

もっとも、患者さんのクレームが生じた直後などに、患者さんの気持ちを静めるため「そのようなつらい思いをさせてしまっていることについて申し訳ない」と謝罪することは構いません。ただし、あくまで患者さんにつらい思いをさせてしまっていることについて謝るだけであって、ミスを認めるわけではなく、ミスを認めたと患者さんに誤解されないように注意してください。

2) 大声で暴言を繰り返す場合

他の患者さんに迷惑であることを告げ、帰ってもらいましょう。なお、暴言の程度が著しくひどい場合には、その点を指摘したうえで他医院への転院を求め、それでも転院しようとしない場合は診療拒否を検討せざるを得ないでしょう。

暴言がエスカレートし、物を壊すといった器物損壊、あるいは歯科医師を殴ろうとするといった暴行にまで及んだ場合は、すみやかに警察に110番通報すべきです。警察を呼ぶことで、問題のある患者さんに対し毅然とした態度を示すことに繋がります。事前に患者さんに「警察に110番する」と宣言する必要はありません。とにかく110番してしまうことです。事前に宣言すると、患者さんが110番通報を止めさせようとさらなる行為に及び、あるいはその場はすぐ帰るものの後日にさらにエスカレートした行動をとることを招きかねません。

また、現場に駆けつけた警察官は、被害状況によってはすぐに帰ろうとするでしょう。しかしその場合は呼び止めて、その患者さんの面前で、警察にトラブルの詳細な事情を聞いてもらいましょう。そしてトラブルの内容について、その警察官にしっかり認識させてください。そのうえで警察官から、患者さんに対し注意を促す発言をしてもらいましょう。110番通報され臨場した警察官から注意された場合、それ以降手荒な行動はしなくなるケースが多いです。

3)「治療費を減免しろ」「慰謝料を支払え」と金銭要求をされた場合

ミスがないことを説明し、治療費の減免ないし慰謝料

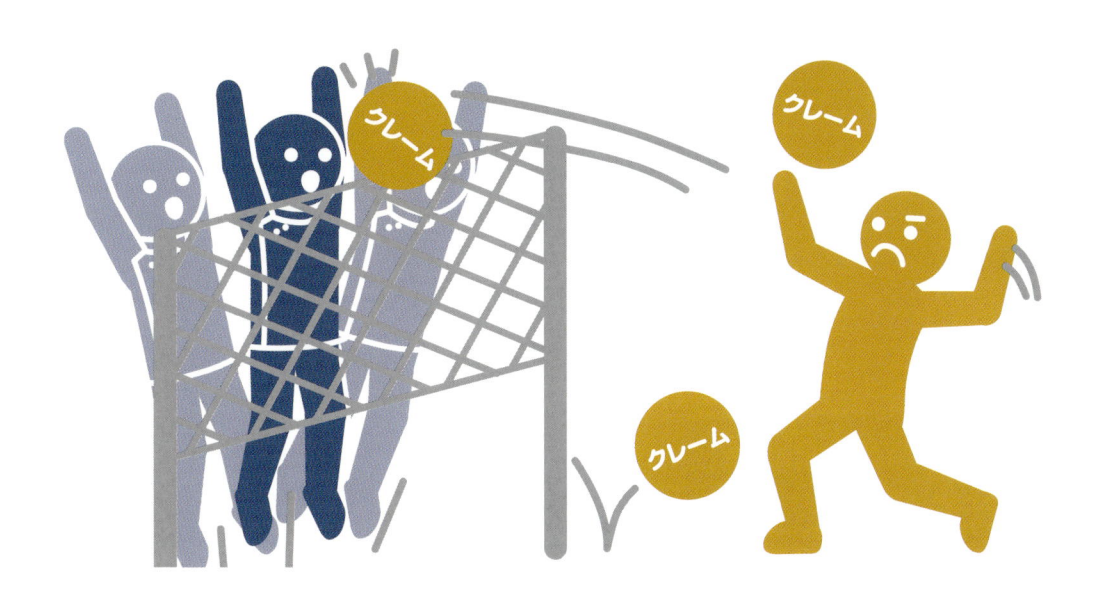

CASE 2
咬合調整で悪化したと訴える患者さん

の支払いは拒否します。言いがかりにもかかわらず治療費の減免ないし慰謝料の支払いをすると、患者さんが『治療行為にミスがあった』との誤解を深めることになります。そして『歯科医院側に弱みがあるのだろう』と考えます。そうなると、お金を支払った結果、事態が沈静化するどころか、さらなる金銭要求に繋がります。そうならないよう断固とした対応が必要です。

「言いがかりではあるけれど、これ以上関わりたくないので、面倒だからお金で解決してしまおう」といった安易な対応は筋が通らず、行ってはいけません。

4)「訴える」と言われた場合

ミスがないことを説明し、慌てず、淡々と対応します。「訴えてやる」と言われても、脅迫文言の1つにすぎないケースが多いので、冷静に対応することが大切です。そもそも実際に訴えられたとしても、ミスがないのであれば、ミスがないことを裁判で主張すればよいだけです。もちろん裁判になれば、たいへんなコストがかかります。たとえ患者さんのクレームが言いがかりにすぎないケースでも、訴訟になれば、弁護士費用、精神的な負担、多大な時間的な負担などが生じ、個人経営の歯科医院では経営に直撃しますので、院長は気が滅入ってしまうでしょう。しかし日本の法律で定められているルールである以上、最終的には訴訟の場で裁判所の判断を受けるよりないのです。クレームに毅然と対応するために、いざとなれば訴訟で身の潔白を証明する、訴訟も受けて立つとの覚悟が求められます。

もっとも歯科医療過誤は、過誤の結果、患者さんに後遺障害などが生じていたとしても重篤なものとまではいえないケースが多いです。そのため、訴訟などで請求できる損害金額は低くなります。一方で、歯科医療過誤の訴訟は専門的な知識が求められ、長期化しがちです。その結果、一般に弁護士は成功報酬型の報酬体系であることから、「歯科医療過誤訴訟については採算が合わない」と弁護士が依頼を断るケースも少なくありません。

また、類似の脅迫文言として、「マスコミに知り合いがいる」「歯科医師会に報告する」「警察に告訴する」「インターネットに書き込む」などがあります。このように脅しのような主張をしてくるケースは多く、悪質なクレーマーであることが疑われます。このような患者さんに対しては、「対応が面倒だし、何より怖いから」と要求に屈してしまうことは絶対せず、当初の説明を繰り返したうえで、それ以上の交渉はしないことが重要です。そして患者さんのクレームが収まらない場合は、必要に応じ弁護士に相談しましょう。弁護士という第三者が介入することで、クレームが沈静化するケースも少なくありません。

CASE 3

メインテナンスの甲斐なく
う蝕がみつかり怒る患者さん

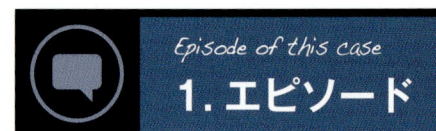

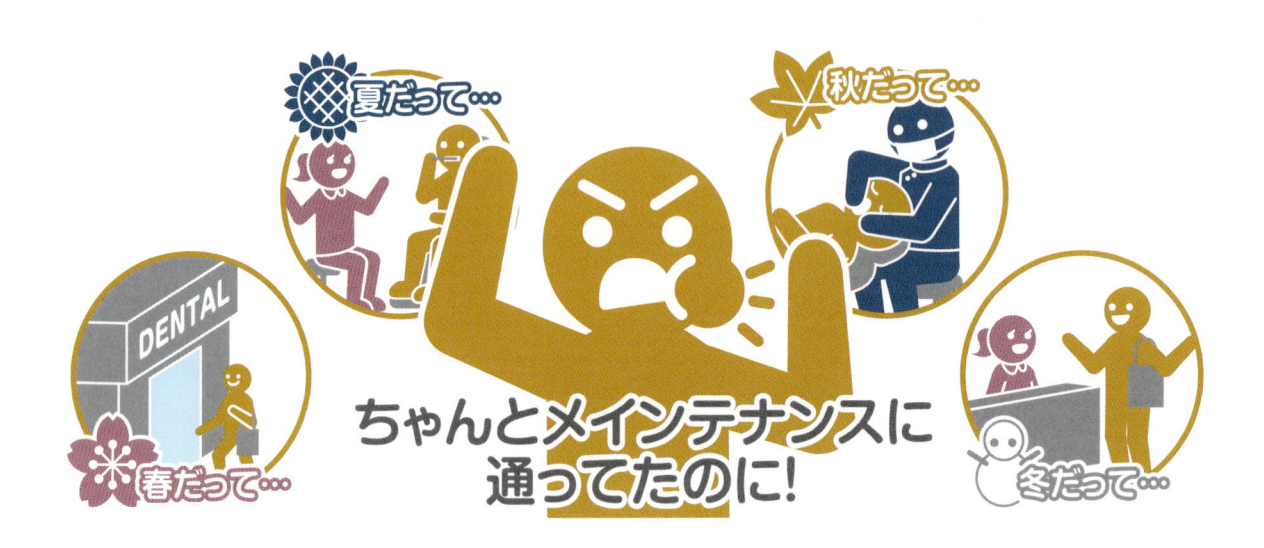

Episode of this case
1. エピソード

 ケース3の患者さんは40代の女性です。予防の重要性を十分に理解し、メインテナンスには定期的に来院しています。

 予防へのモチベーションも高く非常に協力的で、TBIの際にも歯科衛生士の指導をしっかりと守り、勧められた清掃器具で日々のホームケアにも努めていました。メインテナンスはかれこれ2年以上にわたり継続しており、そのあいだ一度のキャンセルもなく、決められた日時にちゃんと来院し、菓子折りなどを持ってきてくれたこともありました。患者さんとのコミュニケーションは円満であり、来院しメインテナンスを行うたびに、「ありがとうございました」とニコニコして帰っていきます。歯科衛生士も、患者さんの意気込みに応えるため、気を引き締めて一生懸命に気持ちを込めてケアを行っていました。歯科医師も、「この患者さんは患者さんの鏡だ。他の患者さんもこうあってくれれば」と考えていました。

 そんなある日、う蝕がみつかりました。放置しておくとリスクもあるので早期治療を促すと、患者さんの表情は一変しました。患者さんは「むし歯や歯周病にならないために、そちらの言うとおりにしてきたし、ずっと通い続けてきたのです！ 今になってむし歯の治療なんてどういうことなのですか？ こちらも時間と費用も費やし、長いあいだ通い続けてきたのに、納得がいきません！」と怒りを隠せないようすです。

CASE 3
メインテナンスの甲斐なくう蝕がみつかり怒る患者さん

What do you think about this case?
2. あなたならこのケースをどう考える？

Dr.Aの意見

> 予防は絶対でないことを、患者さんに伝えていたのか？

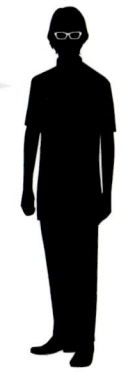

　まず患者さん側の認識に誤解があるように感じる。予防は、こちら側も最善は尽くすものの『絶対』ではない。患者さんは、このことを十分に理解していないことが窺える。

　1つ疑問なのは、歯科医院側が患者さんにそのことをしっかりと伝えているか否かである。もし伝えきれていないとしたら「説明不足」として落ち度があるのではないだろうか？　その際、やはり謝罪が必要になってくるのではないだろうか？

　とはいえ『メインテナンスをしていれば、う蝕や歯周病に必ずならない』なんて、そんなことはありえない。常識的に考えればわかるはずだ。それはこの患者さんもわかるだろう。「予防のためにメインテナンスをする」──この説明で十分ではないか。いったいどこまで説明すればよいのか、きりがない。やっかいな問題だ。

Dr.Bの意見

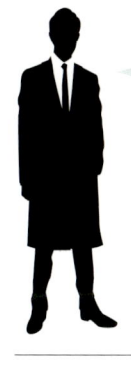

> う蝕を早期に発見できた事実を、凛とした姿勢で伝えるべき

　この患者さんには同情する。一生懸命努力してきて、「これだけがんばっているのだから、う蝕にはならない」と信じていたのだろう。歯科医院側もそれは理解できるだけに、本当に残念なケースである。

　生体は変化するものであり、口腔環境や身体的状態、精神的状態に伴う免疫力によっても変化するのは当然である。定期的なメインテナンスといっても、次の通院までに変化が表れることは否定できない。そこで「メインテナンスに通院し一生懸命ケアに励んでいても、う蝕になってしまうこともある」と言わざるを得ない。しかしこのケースでは、むしろう蝕を早期発見できたのだから、治療負担も軽減され、よかったのだと思う。凛とした姿勢をもって、このことを患者さんに伝えるべきである。

Dr.Cの意見

> 治療費を少しサービスするなどして、患者さんの怒りを和らげる

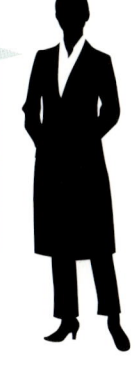

　患者さん本人も、相当な意気込みで努力しているのが窺える。メインテナンスには協力的で、通院も継続してきたのだから、患者さんの受け入れられない気持ちは大いに理解できる。こういった熱心な患者さんに残念な結果が生じてしまうと、歯科医院としても非常にがっくりしてしまう。不満をぶつけられれば、それまで円満な関係であっただけに、なおさらである。

　歯科医院側の落ち度とは言わないが、ここは患者さんの怒りを軽減することが優先であろう。患者さんも、熱心だったからこそ残念な結果を受け入れられないだけで、誠意を示せばわかってくれるのではないか。治療費を少しサービスしてあげるなどしてこちらの気持ちを伝えることで、患者さんの怒りも和らいでいくことと思う。

＃ CASE 3

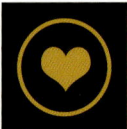

From a psychological point of view
3. 心理学的観点からどう対応できる？

ポイント

1. 患者さんの感情を優先させる

今まで患者さんが努力してきた経緯、そしてこちらへの期待――そこにはさまざまな感情が存在します。こちらが患者さんに伝えたいことや説明したいことはありますが、まずは患者さんの感情を吐き出させてあげることを優先します。

2. 今までの経緯を振り返り、患者さんに『気づき』を与える

カルテの記載情報に基づき、今までの経緯を患者さんとともに振り返ります。今日に至るまでの口腔内状況の変化、その経緯を振り返えるなかで、症状は口腔内の環境の変化や体調の変化によっても波があることを再度認識してもらい、今回の早期発見の意義を伝えていきます。

3. 事態を招かないためのリスクマネジメントを導入する

定期的なメインテナンスを継続していくうえでは、患者さんの知識に思い込みや誤解があってはいけません。正しい認識をもって継続してもらえるようなシステムに結びつけます。

1. 患者さんの感情を優先させる

患者さんの言動から、歯に対する健康意識は高く、予防にも関心を持っており、モチベーションの高い患者さんであることが窺えます。健康維持のためには努力を惜しまず、ずっと通院してきた患者さんでもありました。それだけに、今回の事態は患者さんにとっては直視しがたい現実であったことが想像できます。患者さんにとっての嫌な出来事（この場合、口腔内の健康が損なわれてしまったこと、そして元には戻れない事実）に対するやるせない気持ちや怒りは、すぐに歯科医院に向けられました。

たしかにDr.AやDr.Bの言われるように『口腔内の状態は常に変化するものである。ゆえに歯科予防においても、こちらは最善を尽くすが絶対的なものではない』ことをあらかじめ患者さんに伝え、常に患者さんの頭のなかにインプットしてもらう必要はあるかと思います。

このような状況では、一般的に患者さんが抱く怒りは2種類考えられます。1つは術者に向ける怒りです。術者が携わることで何らかの不具合が生じてしまったとき、患者さんの怒りは術者に向けられます。もう1つは、好ましくない出来事が生じてしまったとき（患者さんにとって恐れる事態を招いてしまったとき）、患者さんのやりきれない思いによって生じる怒りです。この場合も、術者にその怒りが向けられることがあります。どちらか

CASE 3
メインテナンスの甲斐なくう蝕がみつかり怒る患者さん

というと、本ケースの場合は後者に当たるでしょう。

不条理ではありますが、患者さんの怒りは術者に向けられるため、術者もまた気持ちは穏やかではないはずです。患者さんのためにと一生懸命取り組んできたにもかかわらず、患者さんからこのようなマイナスのストロークを浴びれば、術者もまたいらだちを覚えるのも無理はありません。それぞれお互いの言い分や感情があるなか、このままコミュニケーションを進めてもよい方向へは展開しません。

ここで考えたいのは、この状況のなかでコミュニケーションの『ゴール』をどこに置くかということです。
・患者さんの言い分を全面否定し、こちらの言い分を通すのがよいのか？
・穏やかに済ませるために、こちらが謝罪して和解するのがよいのか？
・患者さんからの信頼をとり戻すことを優先すべきなのか？

このように目指すゴールを明確にし、コミュニケーションを進めていきます。

Dr.Cから「患者さんの怒りを軽減するために、治療費を少しサービスする」という意見が出ましたが、たしかにそのような方法もあるかと思います。しかし懸念すべきこととして、『前例を出した以上、今後同様のケースが生じた場合、同様の対応をしなくてはならない』ということがあります。もちろん、そのような方法を歯科医院側でのマニュアルとして取り入れるのであれば問題はありません。しかし、歯科医院の対応に不平等があり、それが明るみになった際には、再び新たなクレームとなって歯科医院の信頼を失います。ここはミクロ的な応急処置ではなく、歯科医院全体の考えかたや姿勢に反映すべきであると考えます。

Dr.Bからは「凛とした姿勢で、しっかりと患者さんに説明すべき」との意見がありました。たしかに正しい意見であるとは思いますが、今の患者さんの状態を考えると、おそらく怒りの感情はますますエスカレートし爆発することが予測されます。こちらが強い姿勢を示すことで静かになってくれる患者さんもいますが、それはけっして患者さんが納得したという訳ではありません。むしろ患者さんの思いは「自分の言いたいことは伝わらない。思いはまったく理解されない。これ以上話しても無駄だ」となり、あきらめの沈黙を示しているだけなのです。ゆえに一件落着と思いきや、後になってクレームとなって表れ、治療費返却の要望がくることもあります。

患者心理を考慮すると、まずは感情を吐き出させてあげることが大切です。誰でも一方的に言われ続けることは嫌なものですが、この状態で、たとえこちらから正しい解説を投げかけても、患者さんの耳には入っていきません。むしろ、単なる言い訳にしか捉えられず、かえって猜疑心が増幅していきます。また、患者さんの話の途中で割って入ることも慎むべきです。患者さんの話には最後まで耳を傾けるよう心がけます。こちらの話を聴いてもらうためには、まず患者さんの言い分を聴き、感情をトーンダウンする環境づくりが先決であり、そのうえでこちらの考えかたや想いを伝えるべきです。患者さんとの信頼関係の修復に向けたコミュニケーションは、こうした環境のなかで進めていくことが大切です。

2. 今までの経緯を振り返り、患者さんに『気づき』を与える

患者さんの言動が落ち着いたと判断されたなら、こちらの話をし始めます。話すときはけっして感情的にならず、事実に基づいて冷静に話を進めていくことが大切です。その手段にカルテ情報の共有があります。患者さんと一緒にカルテの記録をたどりながら、過去の記憶を再現していきます。

長期にわたるメインテナンスの場合は、特に口腔内の状態に変化がみられます。ライフスタイルやストレス状況、免疫力、体調の変化によっても影響を受け、口腔内の状態は常に一定ではないことを伝えましょう。たとえよい状態が続いたとしても再び後戻りするといったことや、またその逆も生じます。この患者さんにおいても、きっとその経緯がカルテの記載にあるかと思います。まずは、こうした口腔内状況の変化を患者さんとともに再認識しながら、正しい知識を患者さんに伝え、気づいてもらうことが重要です。

そして、今回のう蝕は初期段階であったために治療も

CASE 3

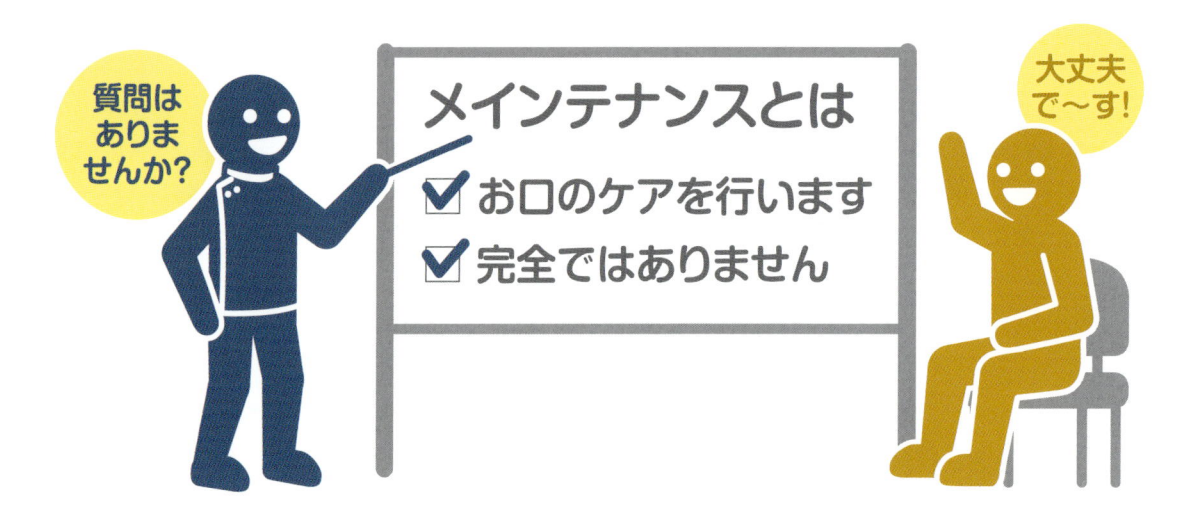

最小で終えられること、もし定期的な来院がなかったなら痛みを自覚してからの来院となることが考えられ、治療への負担も大きかったことも伝えます。

最後に、「何か質問はありませんか？」「些細なことでも構いません。気になることはありましたら遠慮なくおっしゃってください」と質問を促し、患者さんの疑問を積極的に受け止めてください。今まで患者さんがわからなかったことや思い込み、誤解によって得てしまった知識が解消されるチャンスとなり、再びこちらに信頼を寄せてもらうことができます。

コミュニケーションにおける最適な環境とは、患者さんが質問しやすい雰囲気を整えることです。患者さんが積極的に話すということは、とてもよい反応です。患者さんが抱いていた疑問や不確かな認識などすべてに応えることで、次第にゴールが近づいてくることでしょう。

3. 事態を招かないためのリスクマネジメントを導入する

人の認識というものは不確かなものであり、時間とともにその記憶も変化するものです。

歯科医師は患者さんにしっかりと治療説明をしたにもかかわらず、後になって患者さんに「そのようなことは聞いていませんでした」「いえ、そうではありません。こうおっしゃっていました」のような認識や記憶の変化が起こってしまうことは少なくありません。これは、どちらが悪いということではなく、『人の認識や記憶は絶対的ではなく、不確かなものである』という事実を前提に考えていくことが重要です。

このケースのような事態を未然に防ぐために、メインテナンス開始時に導入する『メインテナンスを受けられる方へ』シートを考案しました（図3-1）。

この『メインテナンスを受けられる方へ』シートには、メインテナンスの意義と目的、解説を入れています。そして文面の最後には「メインテナンスはあくまでも予防を目的にするものだが、それは完璧なものではない」こともつけ加えています。

活用方法は次のとおりです。患者さんへの説明が終了した後に、その内容を患者さんとともに再確認します。「こちらの内容はよろしいでしょうか？」と促し、患者さんからの疑問や質問がなければ、各項目にチェックを入れます。このチェックは『患者さんは理解しました』という証拠となります。記入済のシートは複写またはコピーをとり、一部は患者さんに渡し、もう一部はカルテに保管するとよいでしょう。

人の記憶は不確かなものであり、さらに、時とともにその認識も変化していくものでもあります。シートを活用したコミュニケーション記録は事実を変えることなく残し、後になっても明確に再現してくれる情報として役立ちます。

CASE 3
メインテナンスの甲斐なくう蝕がみつかり怒る患者さん

【 メインテナンスを受けられる方へ 】

患者氏名：_____

　　　　　　　　　　　　　　　　　　　説明した年月日と担当者氏名

配布年月日：　　　年　　　月　　　日
担当者：_____

本シートの説明をする患者さん氏名

患者さんご自身の毎日の歯磨きと歯科医院での専門的なケアで、むし歯や歯周病を予防し、お口の健康維持、増進を目指しましょう!

1. メインテナンスとは
☑ メインテナンスとは、お口の健康の維持、増進のために、定期的に来院していただき、歯科医院での専門的なお口のケアをすることです。

説明し終えた時点で、各項目ごとに患者さんとともに再確認します。「こちらの内容はよろしいですか？」と患者さんに促し、疑問の有無を確認して、なければ✓をします。

2. メインテナンスについて
【早期発見と早期治療】
☐ むし歯や歯周病のチェック。
☐ プラークコントロール（毎日の歯磨き）ができているかをチェック。
　お口のなかは常に変化しています。定期的なチェックによって、むし歯や歯周病の悪化を早期発見・早期治療によってお口の健康回復を目指します。

【クリーニング方法】
☐ PMTC：専門家による機械的な歯のクリーニングをします。
☐ スケーリング：歯ブラシでは除去できない歯石を取り除きます。
☐ 口腔衛生指導：お口のなかの状況は、人それぞれ異なります。またお口のなかは常に変化します。患者さんに応じた清掃用具と清掃法を指導します。
☐ その他の検査：必要に応じて唾液検査・口腔内細菌検査などをご提案し、予防を強化します。

【メインテナンスの頻度】
☐ 来院していただく間隔は、通常は 3 か月に 1 度ですが、お口の状態に合わせてご相談いたします。

3. 大切なご伝言
☐ メインテナンスにあたって、当院としては最善を尽くしますが、絶対的で完全なものではありません。日頃の体調や清掃状態によってもお口の状態は変化していきますので、患者さんとともに進んでいきたいと願っております。日頃のケアで気になることなどがありましたら、ぜひお気軽にご相談ください。

メインテナンスは効果が高いことではありますが、絶対的ではないことを示しています。

図 3-1 『メインテナンスを受けられる方へ』シート（原本は 144 ページ）。

CASE 3

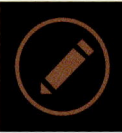

4. 法的観点からどう対応できる？
From a legal point of view

ポイント

1. 歯科診療契約の法的性質を理解する

歯科診療契約は、民法上の契約の類型のなかで、法律行為ではない事務の委託として、準委任契約（民法656条）であると考えられています。準委任契約たる歯科診療契約においては、『適切な治療行為を行うこと』が契約上の義務で、疾患の完治は契約上の義務ではありません。

2. メインテナンスの法的性質および歯科医師の責任を理解する

歯のメインテナンスは、健康な歯を維持していくための継続的な治療行為です。歯科医師は健康な歯を維持するための治療行為を行います。しかし結果を請け負うものではなく、メインテナンスのために定期的に通院していたからといって、患者さんがう蝕や歯周病になったら歯科医師に責任が生じる、ということはありません。

3. このようなクレームへの対処法を理解する

メインテナンスに対する過度の期待がクレームの根底にあると思われます。「予防は『絶対』ではないため、最善を尽くしメインテナンスを継続していても、むし歯や歯周病になることがあること」「メインテナンスに通院していたからこそむし歯の早期発見につながったこと」を丁寧に説明すべきです。

説明を尽くしてもクレームが収まらない場合は、毅然と対応しましょう。またクレームが収まらない場合は、信頼関係の再構築は困難でしょうから、治療の継続は慎重に考える必要があります。

1. 歯科診療契約の法的性質を理解する

1) 歯科診療契約は準委任契約

契約には、売買契約（民法555条）、賃貸借契約（民法601条）、委任契約（民法643条）、雇用契約（民法623条）、請負契約（民法632条）など、種々の類型があります。

歯科診療契約はその法的な契約の類型のなかで、法律行為ではない事務の委託として『準委任契約』（民法656条）であると考えられています。

民法656条（準委任）

○この節の規定は、法律行為ではない事務の委託について準用する。

（筆者注：この節とは「委任」の節になります。また、法律行為ではない事務の委託が「準委任」となります）

CASE 3
メインテナンスの甲斐なくう蝕がみつかり怒る患者さん

> **民法643条（委任）**
> ○委任は、当事者の一方が法律行為をすることを相手方に委託し、相手方がこれを承諾することによって、その効力を生ずる。
> （筆者注：この条文の「委任」を「準委任」に、「法律行為」を「法律行為ではない事務」に読み替えてください）

> **民法632条（請負）**
> ○請負は、当事者の一方がある仕事を完成することを約し、相手方がその仕事の結果に対してその報酬を支払うことを約することによって、その効力を生ずる。

歯科診療契約が準委任契約であり、あくまで『適切な治療行為を行うこと』が契約上の義務で、疾患の完治は契約上の義務ではないことは重要な点ですので、しっかり認識しておきましょう。

2）準委任契約たる歯科診療契約のポイント

準委任契約（歯科診療契約）は、法律行為ではない事務（治療行為）を、相手方（医院の開設者たる歯科医師または医療法人）に委託し、相手方がこれを承諾することでその効力を生じ、契約が成立します。歯科診療契約は口頭で成立し、必ずしも書面化する必要はありません。そして準委任契約たる歯科診療契約は、患者さんが歯科医師を信頼して、疾患に対する治療行為（事務）を行ってもらうことを一定の裁量をもたせて任せる（委託する）というものです。ポイントは、あくまで治療行為を信頼して任せるのであって、契約の内容として疾患の完治などの結果を請け負っているわけではないということです。すなわち適切な治療行為を行うことが、契約上の義務、契約の内容となります。

これは弁護士の業務とも類似します。弁護士の業務は、基本的に委任契約（民法643条）であり、たとえば訴訟の依頼を受けたときに、依頼者の利益に沿って訴訟での主張立証活動に力を尽くすことを約束します。しかし、訴訟の結果については請け負いません。したがって、力を尽くした結果敗訴したとしても、弁護士の仕事としての義務は果たしているわけです。歯科診療契約と同様、顧客の望む結果について、その成就を請け負ってはいないのです。

それに対して、たとえば家を建てるといった請負契約（民法632条）では事情が違ってきます。家を建てるとの請負契約では、家の完成という結果（仕事の完成）が契約上の義務になっており、家が完成しなければ、契約違反、債務不履行となってしまうのです。

2. メインテナンスの法的性質および歯科医師の責任を理解する

1）メインテナンスは準委任契約

歯のメインテナンスは、健康な歯を維持していくための定期的継続的な治療行為です。法的には『歯科医師が歯科診療契約に基づき、健康な歯を維持するための種々の治療行為を歯科衛生士などのサポートを受けつつ行っている』ということになります。上記のとおり、係る歯科診療契約は準委任契約というべきです。

2）契約書面は不要

歯科診療契約は、上述のとおり口頭でも成立します。ゆえにメインテナンスについても、概括的な契約書を交わすことは不要です。メインテナンスにおける個別の治療行為についても契約書を交わす必要はありません。

3）歯科医師の債務は適切な治療行為

メインテナンスは準委任契約であり、患者さんの健康な歯の維持という結果を請け負うものではありません。契約上の債務は適切な治療行為を行うことに留まるのです。そのため歯科医師は健康な歯を維持するための治療行為を行いますが、メインテナンスのために定期的に通院したからといって、患者さんがう蝕や歯周病になったら歯科医師に責任が生じる、ということはありま

CASE 3

せん。患者さんが甲斐なくう蝕や歯周病になってしまったとしたら、それは残念な結果です。しかし法的に適切な治療行為を行っていたならば、歯科医師は契約上の義務を果たしており、非がなく、患者さんに謝罪する必要はないのです。また、これまでのメインテナンスの治療費を返還する義務もありません。

3. このようなクレームへの対処法を理解する

1) クレームの原因の把握

このケースでは、患者さんから、「むし歯や歯周病にならないために、そちらの言うとおりにしてきたし、ずっと通い続けてきたのです！ 今になってむし歯の治療なんてどういうことなのですか？ こちらも時間と費用も費やし、長いあいだ通い続けてきたのに、納得がいきません！」とのクレームがあり、患者さんは、かなり怒っているようすです。このようなクレームを受けた歯科医師としては、まず患者さんがなぜこのようなクレームをするに至ったのか、その把握に努める必要があります。

患者さんは一般的に、たとえメインテナンスに通院していても、ホームケアが不十分な場合などではう蝕や歯周病が発症してしまう可能性があることを認識しています。クレームの発生するケースの多くは、患者さん自身がその事情はわかっていても、メインテナンスへの過度の期待（メインテナンスをしていれば、よほどのことがないかぎりう蝕や歯周病にならないはずとの期待）から、残念な結果を受け入れられず、行き場のない気持ちを歯科医師にぶつけている、ということなのでしょう。

このケースの患者さんは、予防へのモチベーションも高く非常に協力的で、TBIの際にも歯科衛生士の指導をしっかりと守り、勧められた清掃器具で日々のホームケアにも努めていたとのことですので、まさにこのように期待していたように思われます。つまりこの患者さんのクレームの根底には、メインテナンスに対する過度の期待があり、それは「メインテナンスのために努力を尽くしてきた。にもかかわらずむし歯になってしまった。この残念な結果は納得できない」ということなのでしょ

う。歯科医師としては、このような患者さんの気持ちを推察し、そのうえでこのクレームにどのように対応するか、判断すべきです。

2) 原因を踏まえたクレームへの対応

この患者さんのクレームには、メインテナンスへの過度の期待が根底にあるのでしょう。そうすると、患者さんに「メインテナンスへの期待が過度なものであったこと」、そして「歯科医師にも患者さんにも落ち度はないこと」を理解してもらうことが対応として重要になります。そこで歯科医師は患者さんに、予防は『絶対』ではないため、「歯科医師も患者さんも最善を尽くしてメインテナンスを継続していても、むし歯や歯周病になることがあること」「メインテナンスに通院していたからこそむし歯の早期発見につながったこと」を丁寧に説明する必要があります。

もっとも、メインテナンスを行ってきた当事者でありクレームの相手方である歯科医師本人が、実際に悪しき結果が発生してから「そういうこともあるのです」と説明しても、説得力は小さいと言わざるを得ません。そのため、患者さんによっては歯科医師がいくら丁寧に説明しても納得してくれないでしょう。そしてクレームが収まらず、そればかりか信頼関係が崩れた結果の猜疑心から、「メインテナンスにおいて過誤があったのではないか」とクレームが発展していくケースもあります。

3) 説明を尽くしてもクレームが収まらない場合の対応

患者さんから理解が得られずクレームが収まらないとしても、このケースでは治療行為にミスはないことから、毅然と対応するべきです。安易に治療費をディスカウントし、あるいは謝罪を行うなどの歯科医師側の非を認めるような対応はすべきではないでしょう。なぜなら非がないので、そもそもディスカウントしたり謝罪したりする理由がありません。また患者さんは、歯科医師に対する信頼を喪失し猜疑心を持っていますので、非を認めるような対応をした場合は、患者さんが『治療行為にミスがあった』と誤解してしまうことに繋がるためです。患者さんは専門的なことはわからないため、そう推測し思い込んでしまってもやむを得ないと思います。そのよう

CASE 3
メインテナンスの甲斐なくう蝕がみつかり怒る患者さん

なお互いに不幸の誤解を生じさせないために、非のないことについては毅然とした態度を貫く必要があります。

一方このケースでは、う蝕について、治療を行うか、あるいは他医院の受診を勧めるか、ただちに判断しなければなりません。これについては、丁寧な説明によっても患者さんの理解を得られずクレームが収まらない、あるいは説明に納得したように到底みえない場合には、これまでの治療経過や患者さんの態度を踏まえ、その患者さんとこれから信頼関係を再構築できるか判断してください。もし信頼関係の再構築ができるか不安があるようであれば、他医院の受診を勧めるべきでしょう。患者さんとしても、歯科医師にクレームを行い怒っているのですから、別の歯科医院への転院それ自体には、従うケースが多いと思われます。

もっとも、治療を継続せず転院を促した場合、治療を放棄されたとして、あるいは治療される立場から離れるため、クレームの増長を招くのではないかと危惧されるかもしれません。しかし、そもそも信頼関係を築けそうもない状態において治療を継続することこそが最大のリスクというべきです。すなわち、いつまた怒鳴られるかもしれないストレスのなかで、歯科医師はもちろん、歯科医院の従業員も対応を継続しなければなりません。その患者さんは一度怒っていますので、『この歯科医院では怒っても許されるのだ』と考え、ちょっとした不満でまた怒り出す可能性が十分あるからです。また、来院のたびにクレームを繰り返されることさえあり得ます。それに対して転院を促し転院させた場合は、一時的なクレームの増長を招いたとしても、治療行為のミスはないことから、毅然と対応を続けるのみで済むのです。治療を継続すると治療のたびに顔を合わせることになりますが、転院してしまえば接点がなくなります。接点がなくなれば、そもそも一般人からみても筋の通らないクレームなので、時間とともに沈静化していくケースがほとんどでしょう。

4) クレーム予防のための丁寧な説明のしかた

このケースでは、現実に患者さんからクレームが来てしまってからの事後対応が問題となっていますが、このようなクレームを未然に予防することがなにより重要です。上述のとおり、メインテナンスに通院しケアに努めたものの、う蝕や歯周病になってしまいクレームに至るケースの多くは、患者さんのメインテナンスへの過度の期待がその原因である可能性が高いです。そこでクレーム予防のためには、メインテナンスを開始する段階で、患者さんに対し、

- メインテナンスに通院していても、残念な結果になってしまうことがあること
- 残念な結果になってしまったとしても、メインテナンスに通院してくれていれば早期に発見できること

を、丁寧に説明しておくべきといえます。すなわち、患者さんも、『事前に説明を受けた』との記憶が残っていれば、残念な気持ちも受け入れることができ、強いクレームに結びつきにくいためです。

このケースに限りませんが、不利益情報は、その不利益が現実になる前に、事前に説明しておくことが重要です。リスク説明をすることで、患者さんの治療への期待の大きさを下げること、すなわち過度の期待を抑制することに繋がり、期待の大きさの反動としてのクレームの予防になるためです。

もっとも、リスク情報、不利益情報を懇切丁寧に説明すると、患者さんが『メリットはあるようだけど、それほどの効果もないようだから、メインテナンスはしなくてよい』と考えてしまうことにも繋がり得ます。メインテナンスを継続することは、患者さんの歯の健康維持のために望ましいことなので、歯科医師としてはリスク情報、不利益情報を過度に説明し、患者さんがメインテナンスに通院することを止めてしまうことがないようにする必要があります。このあたりのさじ加減、メリットとデメリットの説明の程度と説明の方法は、当該歯科医院のメインテナンスへのスタンス、そして患者さんの歯の状態や患者さんの性格などを見極めながら、個々に対応を決定していくよりないでしょう。ただ、多くのケースでは、メインテナンスに通院するメリット、そしてその裏返しである通院しなかった場合の重大なデメリットを懇切丁寧に説明すれば、残念な結果も生じ得るという不利益情報をあわせてしっかり説明したとしても、患者さんはメインテナンスの必要性を理解すると思います。

CASE 4

治療の甲斐なく抜歯に至り不信感を抱く患者さん

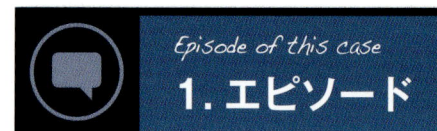

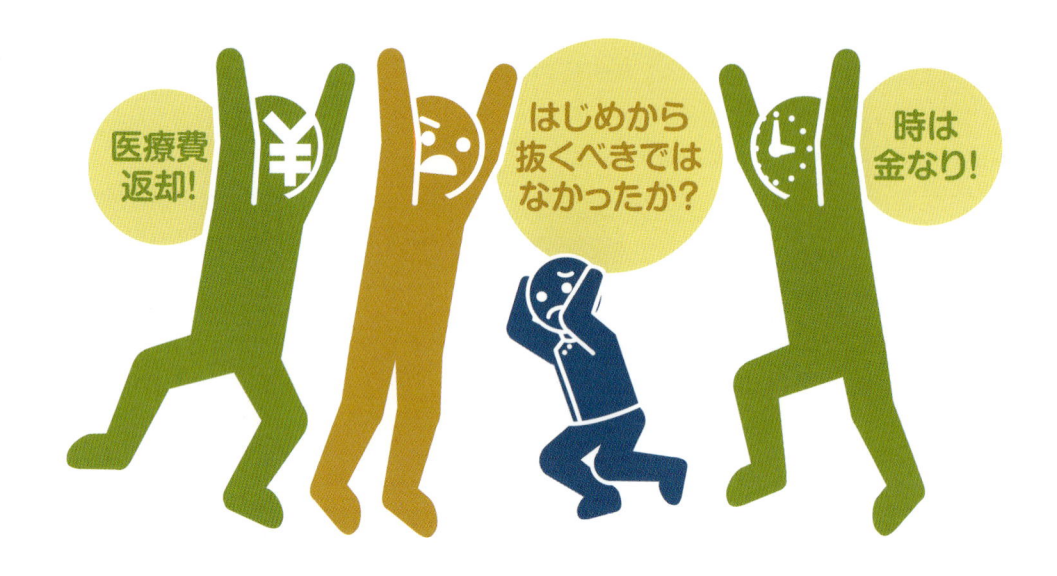

1. エピソード

　歯をもたせる方向で治療をするか、あるいは抜歯を選択するか——これは歯科医師がしばしば直面する悩ましい問題です。ケース4の歯科医師は、患者さんが希望するならば、できるだけ歯をもたせるよう治療を行うことをモットーにして日々の治療に励んでいます。この歯科医師は、気の知れた仲間どうしで集まると、「患者さんの歯は安易に抜歯すべきではない」「微妙なケースですぐに抜歯を選択するのは治療の放棄だ」と持論を展開するほどの熱の入れようです。そして、熱を入れるだけあって非常に熱心に勉強に励んでおり、常に最新の情報をキャッチアップし、腕も確かです。知り合いの歯科医師からは一目を置かれ、歯をもたせる治療を望む患者さんの治療方法について、アドバイスを求められることもあります。

　ある日、50代の男性患者さんの強い要望もあり「できるだけこの歯をもたせるようにがんばりましょう」と治療が始まりました。すでに起こり得るリスクもすべて説明したうえで、歯科医師は一生懸命治療に臨みました。しかしそんな歯科医師の努力もむなしく、抜歯を余儀なくされました。その結果、患者さんは「ここまで通ったのに抜かなくてはいけないのは納得できない。はじめから抜くべきではなかったか？　通院が長引くことで、余計な医療費はかかってはいないのか？」と不信感を抱き、クレームを訴えてきました。

CASE 4
治療の甲斐なく抜歯に至り不信感を抱く患者さん

What do you thik about this case?
2. あなたならこのケースをどう考える？

Dr.Aの意見

> 歯科医師に同情する。治療を中断してもよいと思う

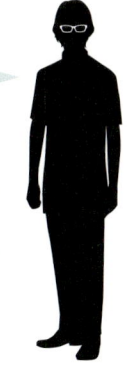

歯科医師には同情をせざるを得ないケースである。患者さんのためにと精一杯努力していることが窺える。患者さんに、そうした歯科医師の誠意が伝わっていないことが非常に残念でならない。そもそも患者さんが歯をもたせることを希望し、それを受けて歯科医師は歯をもたせる治療方針を選択したのである。リスクは説明していただろうし、患者さんも納得していたはずだ。

感情で治療をするべきではないだろうが、患者さんからここまで言われるのであれば、治療に全力を尽くした経緯をしっかりと述べ、それでも不満を訴えるのであれば治療を中断してもよいと思う。

こういった事態を経験すると、歯科医師としては、微妙なケースでは保守的に抜歯を選択する誘惑に駆られてしまう。この歯科医師が、このケースに負けずに、歯をもたせる治療を行うモットーを維持してくれることを心から願う。

Dr.Bの意見

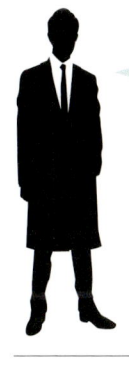

> 丁寧に説明を行うことで患者さんの理解を得られるのでは？

こちらは誠実な姿勢で治療に努力しているにもかかわらず、患者さんの期待が叶わなくなったとき、手のひらを返したかのように不満を訴えてくることは少なくはない。しかし治療は完全なものではなく、特にこのケースの場合、歯周病や免疫力、加齢や口腔内の状況の変化によって抜歯に至ることは一般的なことであり、治療に落ち度はないと考える。患者さんにはそのことをしっかりと伝えるべきであると思う。治療にあたって、患者さんにリスクの説明はしてあるようだし、リスクの了解も得ていたことが窺われる。

丁寧に説明を行うことで、患者さんの理解を得られるのではないだろうか。

Dr.Cの意見

> 歯科医師が認識している以上の期待が患者さんになかったか

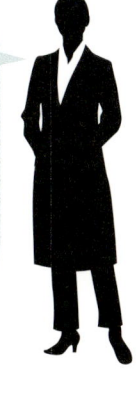

まず気になるのが、患者さんの発言である。患者さんに、歯科医師が認識している以上の期待はなかっただろうか。あるいは患者さん自らが勝手に過大な期待を抱いていたのかもしれない。いずれにしてもコミユニケーション不足、説明不足が指摘される感じを受ける。たしかに歯科医師はリスクをきちっと説明していたようだ。しかしそれは、治療の開始の際に一度だけだったのではないだろうか。治療が長期にわたれば、最初に受けた説明の記憶もあいまいになる。それに患者さんがしっかり聞いていなかったかもしれない。リスクの高い治療を行っていたのだろうから、節々で説明する必要があったのではないか。また、説明書面は交付したのだろうか。歯をもたせる治療がモットーなのであれば、あらかじめ定型的な説明書面を作成しておき、この患者さんに交付するのが望ましかっただろう。治療を再開する前に、患者さんとこの点についてもしっかり話し合うべきではないだろうか。

41

CASE 4

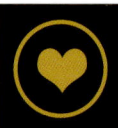

From a psychological point of view
3. 心理学的観点からどう対応できる？

ポイント

1.『怒り』の理由を把握する

患者さんと歯科医師は、同じ認識に基づき、同じ方向性で進んでいたにもかかわらず、患者さんは『結果への不満』を訴えています。コミュニケーションにあたって、まずは患者さんの怒る理由を探ります。

2. 限界を見極める

患者さんには現実を直視してもらいます。こちらの説明を理解してもらえないのであれば、それ以上、治療における発展性は見出せません。治療の限界を見極めます。

3. 事態を招かないためのリスクマネジメントを導入する

歯を抜きたくない患者さん、歯を残したい患者さんへの対応法とリスクマネジメントを、日々の診療システムに結びつけます。

1.「怒り」の理由を把握する

患者さんと歯科医師の共有している認識は『できるだけ歯をもたせる努力をする』『起こり得るリスクもある』ということでした。治療は、そうした合意の下で開始されたことが窺えます。しかし、結果的に抜歯を余儀なくされた患者さんは「納得がいかない」といらだちを隠せません。Dr.AやDr.Bの意見のように、常識的に考えれば双方は治療への認識を共有しており、患者さんの同意を得たうえでの治療だったはずです。そして歯科医師は治療に最善を尽くしている訳ですから、何の落ち度もないことが考えられます。患者さんの言動からすぐに治療を中断するという運びも可能であると考えますが、ここでは患者心理の観点から考えていくことにします。

興味深いのは患者さんの怒りの理由です。患者さんの言動は、一見言い分が通りません。「ここまで通ったのに抜かなくてはいけないのが納得できない」「通院に余計な医療費はかかっていないか」と、自ら負った時間と費用に関わる不満といらだちを示し、さらに「(この歯は)はじめから抜くべきではなかったか」といった歯科医師への猜疑心を、『診断に誤りがなかったか』ということに理由づけています。つまりこれは、『降りかかった事態は自分が悪いのではない。このような結果を招いてしまったのは、歯科医師が悪いからだ』と他罰的になることで、患者自らの（治療に同意したことへの）責任を回避し、心理的には正当化しているのです。

ここで押さえておかなくてはならないポイントは、Dr.Cの意見の「歯科医師が認識している以上の期待が患者さんに存在してはいないか」ということです。患者さんに誤解のないよう情報を伝えていくためには、患者さんの期待やイメージを、しっかりと明確にする必要が

CASE 4
治療の甲斐なく抜歯に至り不信感を抱く患者さん

あります。患者さんの期待やイメージを正確に理解するための方法を下記に示します。

1）カルテ情報を共有する

両者の認識に相違はなかったかを、過去の情報から再確認します。

> ＜患者さんへの質問例＞
> カルテには、この歯をできるだけ残したいという○○さんの思いを重視し、治療法を提案しましたが、同時に、将来的に抜歯の可能性も否定できないことも説明したことが記載してあります。このことに関してはいかがでしょうか？（記憶にありますか？）

この質問は、患者さんに過去の記憶・過去の情報を呼び起こしています。この質問から、単に患者さんの記憶が曖昧になっている、あるいは記憶違いであれば、（カルテの情報に基づいて）患者さんと過去を振り返りながら、相談の結果、治療に移った経緯について記憶を取り戻していくことで、次第に誤解が解けていきます。

2）患者さんの『治療への期待やイメージ』を知る

患者さんの発した『怒り』の原因を探ります。一般的に『怒り』は、期待していたことが叶わなかったり、思いどおりにいかなかったときに生じる感情です。患者さんの期待やイメージを明確にします。

> ＜患者さんへの質問例＞
> 最初から抜歯していればと後悔されているのですね？　その理由として、今までの通院の時間と費用の負担が挙げられる……ということでしょうか？（患者さんの言語を要約して確認する）。○○さんは、当時、抜歯しないことで、どのような期待やイメージを持っていましたか？　あるいは今の時点で、何らかの思いがありましたら、それも聴かせていただけますか？

この質問は、患者さんの描いていた期待やイメージを明確にする質問法です。患者さんは当時、どのような期待やイメージを描いていたのでしょうか？

「できるだけ歯を残す」とのことでしたが、患者さんは思っていたよりも歯の寿命が短かったと感じているのでしょうか？　抜歯となる今、ここまでに至る時間と費用への負担を考え、悔やんでいるのでしょうか？　あるいは他に理由があるのでしょうか？　たとえば、何気ない歯科医師の言葉に反応したのかもしれません。歯科医師の言葉に励まされがんばってきたにもかかわらず、抜歯を余儀なくなれたとき、歯科医師からのあまりにもあっさりした説明に反応したのでしょうか？

これらはすべて想像ではありますが、患者さんにはこちらが把握しきれていない独自の理由が存在しているものです。質問をきっかけに、こちらにはみえなかった患者さんの心理に触れることができます。

歯科に携わる者であれば、症状に関しては誰もが専門的知識を持っているため、予測される経過と起こり得るリスクへのイメージは浮かびます。そして、その認識には大差はなく、誰もがある程度共通したイメージを持っています。しかし患者さんの世界に入ると、こちらが予測していないイメージを持っていることは少なくありません。このことはしっかりと認識しておきたいことです。

このケースの場合、明らかに歯科医師には落ち度は見当たりません。しかし、患者さんが期待するイメージを明確に把握していなかったことも想像できます。また、抜歯を余儀なくされたときの歯科医師と患者さんの認識やイメージに距離があったのかもしれません。あるいは、患者さんが一方的にそのように捉えていたのかもしれません。

患者さんと医療者（医療従事者）とのコミュニケーションは、こうした盲点があることも事実です。患者理解を深めるには、こちらがいかに話すかではなく、患者さんにいかに話してもらうかが重要であり、お互いのコミュニケーションのチャンネルを合わせていくことが求められます。

上述した質問は、信頼を回復していくために、患者さんが何を考え、どのように思い、こちらの説明をどのように認識していたのかなど、患者理解を深める手段として有効です。

CASE 4

2．限界を見極める

　上述したような患者さんと歯科医師のコミュニケーションを通しても、お互いに理解し合えず、患者さんが納得いかないのであれば、治療の限界、中断をお伝えすることが賢明かと思います。ここでいう限界とは、けっして歯科医師の技術の限界を意味するものではありません。治療は患者さんの同意と協力の下で進めるべきものであり、そこにはお互いの信頼と治療の意義を共有していかなくては成り立ちません。そうした観点から、これ以上発展性がないと判断された際には、患者さんにとっても歯科医師にとっても無意味なことであり、お互いに不幸を招いていくことでもあるため、この時点で中断すべきであると考えます。

　一方、患者さんがこちらに理解を示してくれるのであれば、今後の治療に関する話へと進みます。この件を通して一過性に患者さんとの摩擦・衝突があっても、双方的な理解が得られれば新たな展開を生みます。きっと以前よりも増した信頼関係を築き上げることができると信じます。

3．事態を招かないための
　　リスクマネジメントを導入する

　さまざまなケースから学びがあり、そこから失敗を防ぐ方法が生まれます。このケースでの患者さんとのコミュニケーションで押さえたい重要ポイントを下記に示します。

　『どうしても抜歯したくない』あるいは『どうしても（この歯を）残したい』という思いを強く持つ患者さんを対象に試みてください。

1）説明のポイント

　患者さんに誤解なく正しい情報を伝えるために、2段階に進む説明方法を採用します。まずは一般的な説明1から始め、続いて歯科医師によるインフォームドコンセント（説明2）に移ります。

＜説明1　一般的な説明＞
・歯科医師以外（アシスタントも可）が行う説明。
・説明ツールを通して解説する一般的な内容であり、インフォームドコンセントではない。

＜説明2　歯科医師による診査・診断に基づくインフォームドコンセント＞
・医療行為になるため、歯科医師以外は携わることはできない。
・説明1との比較により、患者さんは自らの症状をわかりやすく理解することができる。

2）説明の流れ

　一般的な説明に関しては、あらかじめ説明ツールを準備し、歯科医院内の誰もが同様の説明ができるようにしておきます。歯科医師の指示に従って治療の合間に説明することが可能です。歯科医師の説明の前にあらかじめ抜歯に関する一般的な知識を得た患者さんは、治療への誤解や思い込みを防ぐことが期待できます。さらにアシスタントが携わることで、患者さんにとってとても話しやすく質問しやすい雰囲気となるでしょう。担当スタッフは、説明業務のみならず、説明をしながら患者さんの不安や治療への疑問点なども聴き、歯科医師に伝えます。

　アシスタントと歯科医師との連携は患者さんの不安を軽減し、治療への信頼を確実に高めていくと同時に、診療の効率性を高めますので、ぜひ患者さんへのチームアプローチを試みてください。

　説明ツールは、歯科医院オリジナルのものを作成しておくとよいでしょう。図4-1に抜歯に関する説明ツールのサンプルを用意しました。このように抜歯に関する患者さんが知っておきたい情報を組み込み、そこに『チェックリスト』を加えることをお勧めします。一般的な抜歯条件の症状と患者さんの口腔内の比較を同時に示すことで、患者さんは自らの症状を自覚しやすくなります。なおチェックリストの項目はあくまでも一般的な内容ですので、必要に応じて修正・加筆してください。

CASE 4
治療の甲斐なく抜歯に至り不信感を抱く患者さん

【 抜歯に関する説明チェックリスト 】

【評価基準】

◆低度：一般的な抜歯条件と比較すると低い状態

◆中度：一般的な抜歯条件と同じくらいの状態

◆高度：一般的な抜歯条件よりも悪化している状態

> 一般的な抜歯条件について、患者さんに説明する項目です。

> 左欄は説明を担当したアシスタント名、右欄には医師名と患者氏名を記入し、それぞれの日付を記入します。

一般的解説な説明 担当者：　　　　年　月　日	患者氏名： 担当医師：　　　　年　月　日	
＊一般的に抜歯になる条件	【口腔内の状況】	【状態評価（左欄との比較）】
□ エックス線写真診査について	□ エックス線写真診査について	低度・中度・高度
□ 歯周組織の状態について	□ 歯周組織の状態について	低度・中度・高度
□ 歯根状態	□ 歯根状態	低度・中度・高度
□ 骨吸収と状態	□ 骨吸収と状態	低度・中度・高度
✓ ポケットの状態について 　（深さ、排濃・出血の有無）	□ ポケットの状態について 　（深さ、排濃・出血の有無）	低度・中度・高度
✓ 歯の動揺について	□ 歯の動揺について	低度・中度・高度
✓ 自発痛および咬合痛	□ 自発痛および咬合痛	低度・中度・高度
✓ 口腔内の清掃状態	□ 口腔内の清掃状態	低度・中度・高度
□ 歯列など口腔内の状況とリスク	□ 歯列など口腔内の状況とリスク	低度・中度・高度
□ その他（　　　　　）	□ その他（　　　　　）	低度・中度・高度
【備考】	【特記事項】	

> 各項目の説明を終えたものには✓をつけます。

> 患者さんからの質問や不安などを記載します。

> 左欄の一般的事項に準じて患者さん個人の口腔内の状況を説明します。説明する際には、一般的な症状と比較して、現時点の患者さんの口腔内の症状を示すことで、患者さんは自らの症状を自覚しやすくなります。

図4-1　説明ツール例（原本は145ページ）。左欄の説明事項は、一般的な内容を患者さんに説明するものなので、アシスタントが担当します。項目に沿った説明ツールを用意し、患者さんに活用するとよいでしょう。すべての内容の説明が終了したときに、患者さんに各項目への説明をしたことを伝え✓します。右欄は実際の患者さんのデータに基づいて説明するので、歯科医師が担当します。「状態評価」では一般的な状態と比較することによって、患者さんが自らの状態レベルを把握するのに役立ちます。

CASE 4

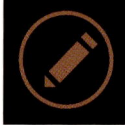

4. 法的観点からどう対応できる？
From a legal point of view

ポイント

1. 歯科診療契約の法的性質を知る

準委任契約たる歯科診療契約では、『適切な治療行為を行うこと』が契約上の義務で、疾患の完治は契約上の義務ではありません。

2. 歯をもたせる治療行為の法的性質および歯科医師の責任を知る

このケースの歯科診療契約上の義務の内容は、あくまでも歯をもたせるための治療行為を適切に行うことです。したがって結果的に抜歯に至ってしまったことについて、その結果をもって歯科医師が法的に責任を問われることはありません。

3. 患者さんの気持ちを踏まえた説明の必要性

患者さんは「歯をもたせようとして、結局失敗し抜歯に至ったのだから、不手際があったのではないか」と疑心暗鬼の心理状態にあります。治療行為は適切に行ったが残念な結果となったことを説明し、理解してもらうよりありません。なお、ミスを認める謝罪をしてはいけません。

4. 患者さんへの説明後の対応方針を決める

説明に納得せず治療費の返還請求などに発展してしまった場合は、毅然とした対応をすべきことになります。クレームが続く場合は、治療の継続は信頼関係の観点から不適切なので、転院を促しましょう。

5. クレーム予防のための事前説明を徹底する

このようなクレームが生じる原因は、患者さんの医療行為への期待の大きさであろうと思います。治療が長期に及ぶときは、その期間中、複数回リスクについて説明することが肝心です。リスクを説明する際には、書面を活用しましょう。

CASE 4
治療の甲斐なく抜歯に至り不信感を抱く患者さん

1．歯科診療契約の法的性質を知る

1）歯科診療契約は準委任契約
　歯科診療契約は、ケース3で述べたとおり、民法上の契約の類型のなかでは法律行為ではない事務の委託として『準委任契約』（民法656条）であると考えられています。

2）準委任契約たる歯科診療契約のポイント
　準委任契約たる歯科診療契約は、患者さんが治療行為を医院の開設者たる歯科医師などに委託し、その歯科医師などがこれを承諾することで成立します。ポイントは、あくまで治療行為を信頼して委託し任せるのであって、契約の内容として『疾患の完治などの結果を請け負っているわけではない』ということです。すなわち、適切な治療行為を行うことが契約上の義務、契約の内容となります。

2．歯をもたせる治療行為の法的性質および歯科医師の責任を知る

1）契約上の義務は適切な治療行為を行うこと
　このケースでは、患者さんの要望を踏まえ、「できるだけこの歯をもたせるようにがんばりましょう」と治療が始まりました。この歯科診療契約における義務の内容は、あくまでも歯をもたせるための治療行為を適切に行うことです。

2）抜歯の結果責任の不負担
　したがって、歯をもたせるという結果を請け負っているわけではありません。そのためこのケースで結果的に抜歯に至ってしまったことについて、その結果をもって歯科医師が法的に責任を問われることはありません。

3．患者さんの気持ちを踏まえた説明の必要性

1）患者さんの疑心暗鬼の心理
　このケースでは、患者さんが「ここまで通ったのに抜かなくてはいけないのは納得できない。はじめから抜くべきではなかったか？　通院が長引くことで余計な医療費はかかってはいないのか？」と不信感を抱いています。
　患者さんは、残念な結果になってしまったことから歯科医師に対する信頼が揺らぎ、疑心暗鬼になっていると思われます。また患者さんは、現代歯科医療に高度の信頼を寄せており、結果に対する過度の期待があり、そのため残念な結果が生じれば『それは何らかのミスがあったはず』と連想しているようにも考えられます。
　このケースの患者さんの心理としては、『歯科医療のことはよくわからないが、歯をもたせようとして結局失敗し抜歯に至ったのだから、治療行為にミスがあったに違いない』というものでしょう。このような状態になってしまうと、当事者でありクレームの相手方である歯科医師からいくら説明をしても、なかなか信用してもらえません。しかし歯科医師としては力を尽くした結果であり、患者さんに対して、治療行為は適切に行ったが残念な結果となったことを丁寧に説明し、理解してもらうしかありません。

2）ミスを認める謝罪はしない
　なお、この段階で残念な結果になってしまったことに共感を示すことは、患者さんの気持ちを落ち着かせるためにも重要です。しかし、自らのミスがあったことを前提とする謝罪は厳に慎む必要があります。
　患者さんは、医療行為が適切であったかを、担当の歯科医師や歯科衛生士がミスを認めるような発言をしたか、後ろめたそうな対応をしたかを材料に推測する傾向があります。『ミスがなければ後ろめたそうな対応はしないはずだ。歯科医院側は後ろめたそうな対応をしてい

CASE 4

たから、ミスがあるはずだ』という連想をするわけです。実際、患者さん側から医療過誤の法律相談を受けると、医師が謝罪したとか、スタッフが言葉をつまらせたとか、そういった事情を医療過誤を示す事実として強調されるケースがあります。繰り返しますが、患者さんは治療行為にミスがあったかを判断するときに、悪しき結果を前提に、医院側の対応などの主観的な面を重視する傾向があるのです。専門家ではない患者さんにとって、ミスがあったかの判断材料や手掛かりはそのような事情にならざるを得ないので、自然なことです。

4．患者さんへの説明後の対応方針を決める

1）患者さんの取り得る2つのスタンス

今後、患者さんの取り得るスタンスとしては、2つの方向性が考えられます。

1つは、歯科医師の説明を受け入れ、抜歯に至った結果を納得し、今後も治療を継続するケースです。多くはこのケースでしょう。

もう1つは、抜歯の結果を受け入れられず、転院をする、あるいは治療費の返還などの請求にまで発展するケースです。

2）治療費の返還などの請求に発展してしまった場合の対応

患者さんが歯科医師の丁寧な説明にも納得せず、治療費の返還などの請求に発展してしまった場合には、治療行為にミスはないので、その旨の説明を繰り返すとともに、毅然とした対応をすべきことになります。

結果的に抜歯に至ったからと治療費の返還に応じることは避けるべきです。なぜなら法的に返還などする義務はなく、にもかかわらず返してしまうと、患者さんが『何かミスがあったに違いない』との誤解を深め、さらなる請求を呼び込んでしまう恐れがあるためです。

クレームが続く場合は、治療の継続は信頼関係の観点から不適切ですので、患者さんがなお治療を継続している場合は、転院を促しましょう。

3）患者さんが納得し治療を継続した場合の対応

歯科医師による説明の結果、患者さんがひとまず納得し、治療を継続することになった場合でも、患者さんが必ずしも心から納得したわけではないことを心得る必要があります。そして以後の治療については、説明を意識的に繰り返し行い、もしものときに説明義務違反を問われないよう、説明したという事実を含めカルテの記載を丁寧に行うべきです。

5．クレーム予防のための事前説明を徹底する

1）クレーム発生の原因は医療行為への期待

このケースでは、患者さんの希望を踏まえ、リスクを説明したうえで歯をもたせるための治療行為がなされています。しかし結果的に抜歯となってしまったことから、『はじめから抜くべくではなかったか』などのクレームが生じました。

このようなクレームが生じるもっとも大きな原因は、上述のとおり患者さんの医療行為への期待の大きさであろうと思います。すなわち治療行為を工業製品の製作依頼と同様にイメージし、『依頼したとおりの結果が得られるはずだ』と考えてしまうのです。ゆえに『依頼したとおりできなければ、それはミスがあったからではないか』と疑ってしまうのは自然なことといえます。

このケースではリスクの説明を受けていますので、患者さんは理屈では残念な結果となり得ることは理解していたはずです。しかし、そうはいってもミスがなければ残念な結果にはならないはずだとの期待が大きく、その結果残念な結果を受け入れられず、やり場のない気持ちをクレームという形で歯科医師にぶつけているのでしょう。

これは医療に限ったことではありません。弁護士業も同様です。裁判の結果の見込みを依頼者に尋ねられ、たとえば「現状を前提にすれば勝ち負けは5分5分と考えています」と回答したとします。すると依頼者は、当初は文字どおり受け取ってくれます。しかし判決が近づくにつれ期待が大きくなるようで、いつの間にか依頼者が

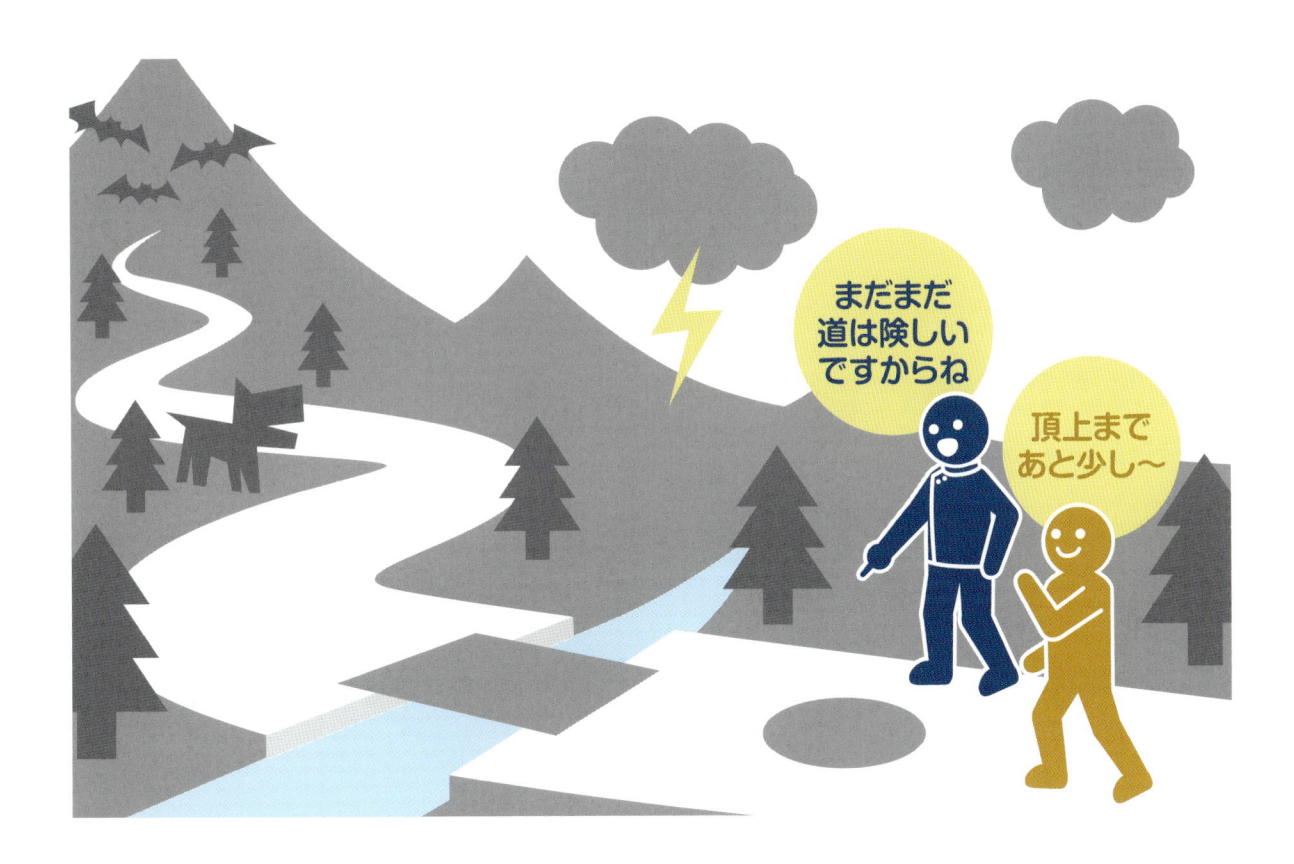

CASE 4
治療の甲斐なく抜歯に至り不信感を抱く患者さん

勝訴を前提とする言動を繰り返すようになるケースがあります。その場合は、都度に敗訴判決の可能性に言及し、依頼者の勝訴への期待の抑制に努めることになります。なぜなら、依頼者が勝訴を見込んでいる際に敗訴してしまうと、敗訴の大きな落胆のなか、当初にきちんと5分5分と説明していても、自分の期待していた方向で事実を解釈し、「敗訴リスクの説明はされていたが、勝てるとアドバイスされたはずだ」「勝てる事件で負けてしまった」「勝てる事件で負けたのは弁護士のミスが原因だ」「弁護士の責任を追及しなければ」との思考に依頼者がなってしまうケースがあるためです。

2) リスクの高い治療行為と患者さんの自己決定権

もっとも弁護士の場合は事件を受任する義務は一般にありませんので、負けが見込まれる事件（いわゆる負け筋の事件）は、クレームのリスクが高いと判断し、受任を控える傾向があります。しかし歯科医師には応招義務があり、患者さんには治療行為を最終的に決定する権利もありますので、患者さんの意向に反して「残念な結果になるリスクが高いのでこの治療行為はしません」と対応することは困難です。リスクが高くても、それが治療行為として適切な選択肢の1つであれば、患者さんの意向を尊重する必要があります。

3) リスク説明の繰り返しの重要性

そこで重要になってくるのが、『残念な結果になるリスクの説明を繰り返す』ということです。このケースでは、患者さんへのリスクの説明はなされていますが、それが繰り返し行われたかは明らかではありません。

『患者さんは時の経過で楽観的な思考に傾くもの』と念頭に置き、治療が長期に及ぶときは、その期間中、要所で複数回リスクについて説明することが肝心です。説明を繰り返すことで、患者さんの楽観を抑制し、治療への期待を抑え、残念な結果となった際の反動によるクレームを予防できます。また、手数が増えてしまいますが、リスクを説明する書面を交付することも、後の「説明を受けていない」との主張を予防できるので効果が大きいです。

CASE 4

> **インプラント治療承諾書**
>
> ○○歯科医院　御中
>
> 1．私は、私のインプラント治療について、治療の内容、治療のリスク、費用などの説明を受け、以下の事項を確認しました。
>   ○インプラント治療は、歯の抜けた部分に人工の歯根を埋め、それが骨と結合した状態で、人工の歯冠などを取り付け人工の歯とする治療です。
>   ○インプラント治療で麻酔を行いますが、麻酔により、人によってはアレルギー反応が生じるなどのリスクがあります。また、インプラント治療のため、レントゲン写真や記録写真を撮影します。
>   ○インプラント治療は、人の体に関することであり、適切な手術を行っても、うまくいかないことがあります。手術中に、インプラントを適切に埋め込むことができない状況と判断した場合は、手術を中止します。また、手術中、緊急な状況では、歯科医師が適切と判断した治療行為を行います。
>   ○インプラント治療で、ごく稀にですが、他の歯の損傷、感覚麻痺、炎症などが生じてしまうことがあります。
>   ○インプラントは人工の物であり、残念ながら、後々に抜けてしまうこともあります。抜けてしまう原因としては、歯周病などのメインテナンスの不良、ストレスによる歯ぎしりなど、様々です。
>
> 2．私は、以上の説明を受け、質問したいことは質問し、治療の内容、治療のリスク、費用などに納得しましたので、インプラント治療を承諾します。
>
> 　　　　年　　月　　日
>
> 住所
> 氏名 ─── **患者さんが自署すれば押印は不要です。**

図 4-2　インプラント治療承諾書（原本は 146 ページ）。

　ご存じのとおり、外科医療などでは手術の際などに説明とともにリスクの告知を行い、説明を受けたとの承諾書にサインを求めます。サインを求めることで、患者さんのクレームを予防できる効果があるとともに、『サインをもらうためしっかり説明せねば』と、医師が患者さんに欠かさずに丁寧な説明を行う動機づけにもなっています。歯科医療においても今後、患者さん1人1人への治療にかける時間を増やし、説明を尽くす方向に進むとすれば、丁寧な説明とあわせリスクを説明する書面を交付し、サインをもらうという運用が増えていくかもしれません。特にインプラント治療においては、自費治療であり、トラブルが生じるケースも少なくないため、治療前の承諾書の取得を検討すべきでしょう（図4-2）。

　もっとも、リスクの説明を繰り返すと、『患者さんに頼りなく思われるのではないか』『不必要に患者さんを心配させることに繋がるのではないか』と危惧されるかもしれません。しかし、その患者さんの『歯科医師が頼りない』との負の気持ちは、よい治療結果となれば払拭されます。また患者さんの心配を招いたとしても、それが適切なリスクの告知であれば、患者さんが把握すべきリスクを再認識させただけですので、問題ないはずです。むしろ、「しっかり説明してくれる歯科医師だ」と評価してくれる患者さんも多いものと思われます。患者さんに残念な結果を受け入れる準備をしてもらうため、リスクは口を酸っぱくして繰り返し説明するほうが、患者さんのメリットが大きいでしょう。

CASE 4
治療の甲斐なく抜歯に至り不信感を抱く患者さん

コラム1
インプラント保証システムについて

Column From a legal point of view

1．インプラント保証システムの法的性質

インプラントを中心に、保証システム、すなわち、その保証期間内であれば無償で再治療するといったサービスを提供している歯科医院が多数あります。この保証システムは、法的には、インプラントなどについての診療契約上の特約という位置づけになります。

2．治療行為の過誤と保証システムとの関係

保証システムについては、その不具合などが治療行為の過誤に基づく場合は歯科医院側のミスによるものですので、保証特約がなくとも原則として無償で再治療を行う必要があることに注意が必要です。この点を誤解し、保証期間中の不具合は半額で再治療するなどといったシステムを構築していた場合に、無償で行うべき過誤に基づく不具合の治療についても、患者さんに半額の治療費を請求してしまった、ということのないようにしましょう。

3．保証書の活用

保証システムについての患者さんとの契約は、口頭のやり取りでも有効に成立します。したがって、書面を交わし合意する必要はありません。しかし、後々のトラブルを招かないために、書面を利用すべきです。

書面を利用することとし、保証書を交付する場合は、その内容として少なくとも以下の5点を明確にする必要があるでしょう。

①どのような不具合であれば保証の対象となるか
②保証の対象となる不具合についていくらで再治療をするのか
③保証期間はいつからいつまでか
④保証期間中の不具合については何回でも同様の対応をするのか
⑤保証をされるために患者さんが守るべき条件はなにか

なお⑤については、客観的に判断できる条件とすることがトラブルの予防に繋がります。たとえば『定期メインテナンスに4か月に1度以上通院いただくこと』とすることが考えられます。また保証書には「不具合が生じても、受領済みの治療費のご返金には応じかねます」旨の文言も挿入しておいたほうがよいでしょう。患者さんの返金要求を抑制できます。

4．保証システムの問題点

法律家の視点からすると、保証システムが安易に導入されるべきものかは、検討の余地があります。

すなわち、保証システムにより患者さんが不具合を訴えやすくなります。さらに、患者さんは保証の枠内での治療を求めますので、そのバイアスのかかった症状の訴えになることも懸念されます。「保証システムを導入したら不具合を訴える患者さんが急増してしまい、再治療ばかりで大赤字になってしまった」という事態もあり得ます。

また、患者さんの保証対象となる不具合の訴えに対し、歯科医師が「歯科医学的には不具合は見受けられない」などと争った場合「無料で再治療したくないために不具合がないと診断している」などと患者さんが誤解し、トラブルに発展してしまうリスクが小さくありません。

加えて、歯科医院を別の歯科医師に引き継いだ場合に、保証システムについてはどうするのか等々、法的に難しい問題もあります。

保証システムは、患者さんの立場にたったシステムで、一定の集客効果があるでしょうし、継続的なメインテナンスを保証条件に組み込むことで、患者さんを当該歯科医院の顧客として定着させる効果も期待できます。しかし、同時に長期的なリスクを抱え込むことにもなります。その導入は慎重に考えるべきかもしれません。少なくとも保証対象となる不具合や保証条件を厳格に設定するなど、歯科医院側に不測の損害が生じないようなシステムとすべきでしょう。

CASE 5

インプラント治療後に治療費を支払えなくなったと言い出す患者さん

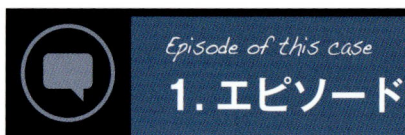

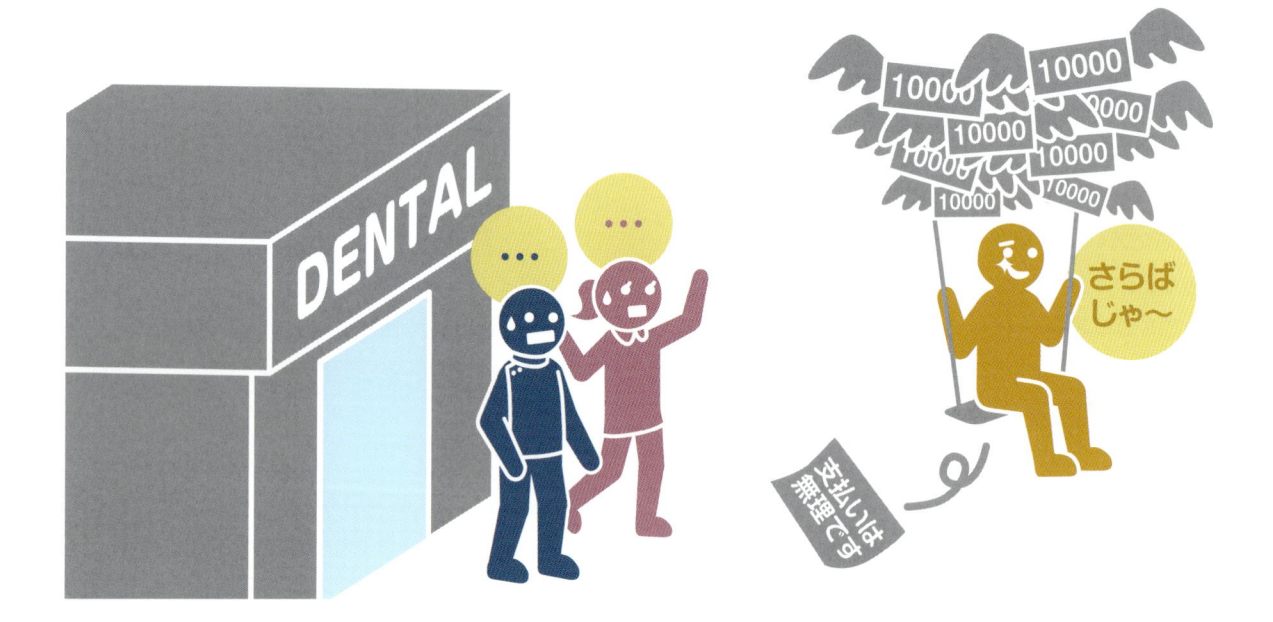

Episode of this case
1. エピソード

　ケース5の患者さんは、インプラントを埋入し、上部構造セットまで終了した60代の女性です。インプラント治療について熱心に勉強されており、歯科医師とのやり取りも活発でした。インプラント治療の効果について、納得のいくまでさまざまな疑問をぶつけ、インプラントの製品名などまでチェックする細かさです。これまでクレームのようなものは一切ありませんでした。

　しかし歯科医師は、うまく説明はできないのですが、どこか腑に落ちないものを感じ、「細かい患者さんだな」とも思っていたので、丁寧な説明を心掛け、またカルテの記載も慎重に行っていました。患者さんは説明に耳を傾け、説明してくれることに感謝し、説明内容についても理解してくれているようでした。治療は順調に進み、無事に上部構造セットまで完了しました。

　しかしこの患者さんは、残高の支払い日を約束したにもかかわらず、支払い当日になって「事情があり支払いができなくなった」と言い出しました。困惑している受付スタッフに、患者さんは「お支払いができなくなったのでインプラントを抜いてくださっても構いません」とまで言いはじめました。

CASE 5
インプラント治療後に治療費を支払えなくなったと言い出す患者さん

What do you thik about this case?
2. あなたならこのケースをどう考える？

Dr.Aの意見

時間がかかっても厳しく取り立てるべきだ

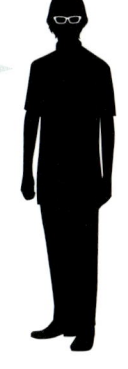

常識的に考えても、治療したそのものには費用が発生するものである。

患者さんには患者さんの理由はあるかもしれないが、インプラント治療を選択した患者さんにも責任はある。いかなる方法でも、たとえ時間がかかったとしても、最後までしっかりと支払いをしていただくよう請求したほうがよい。こちらとしてはきちんと治療行為を行ったのだから、正当な権利行使のはずである。厳しく取り立てるべきだ。

こういった不払いが出てしまうと、対応に手間がかかり、まったくもって困ってしまう。患者さんと面談し、まずはそのことを患者さんにきちんと理解してもらう必要がある。また、面談では厳しい態度を貫くことが必要だ。こういったときに、不払いに理解のある態度をとると甘くみられてしまう。だいたい、患者さんも生活はできているのだろうから、本気で支払おうと思えば支払うことは可能なのではないか。

Dr.Bの意見

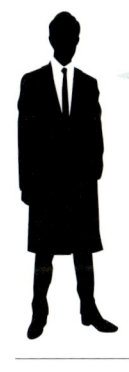

親族に支払ってもらう、分割払いにする、など支払いの方法を考える

治療を終えた患者さんには、治療費の支払いの義務がある。こちらとしても歯科医院を経営していかなくてはならず、ボランティアをしているわけではないので、そこはしっかりとした姿勢をとるべきであると思う。未成年の場合は支払いを親が行うように、患者さん自身が親族に相談することはできないのだろうか。患者さん本人は事情があり支払えないとしても、夫に支払いを相談できないか、あるいは子どもに支払いを相談できないか、しっかりと患者さんに尋ね、確認すべきだろう。

また、定期的に収入のある職業についているのであれば、分割払いでの返済は可能であるはずだ。支払いの方法を一緒に考えることが望まれる。

Dr.Cの意見

ベストの選択肢は「あきらめる」である

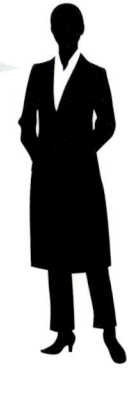

地域密着型の歯科医院であると、このようなケースは悩むところで難しい。特に長年、家族ともども通院してくれている患者さんであれば、正直、請求しにくいものである。今後のことを考えると、一応、「○年○月頃までに」と患者さんにとって無理のない支払い期間を延長して設定し、覚書に残したうえで支払っていただくよう促しておく。それ以上に取り立てを行うというのは、正直、反対である。なぜなら仮に厳しく取り立て行為を行ったとして、その結果、はたして払ってもらえるのかわからないからだ。取り立てるためのエネルギーのほうがはるかに大きいだろう。下手をすると地元で悪い評判がたってしまうかもしれない。このケースのベストの選択肢は、『あきらめる』である。

CASE 5

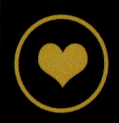

From a psychological point of view
3. 心理学的観点からどう対応できる？

ポイント

1．患者さんの返答から予測する

まず患者さんに支払いができなくなった理由を聴きます。たとえそれがどのような理由であっても、こちらからは即答せず、支払い可能な方法および方向性を考えます。

2．解決案を書面で示す

現実的に可能な解決策を考え、患者さんに提示します。決定事項は書面にして双方的に交わします。

3．事態を招かないためのリスクマネジメントを導入する

このケースのような事態を繰り返さないためにリスクマネジメントを考えます。ここでのリスクマネジメントとしては、法律に基づく書面が有効となります。

1．患者さんの返答から予測する

このケースは珍しい事例ではありますが、類似したケースは年々増えていることも事実です。高額治療費が支払えなくなってしまう患者さんが増えれば増えるほど、歯科医院側の損害も大きくなってしまいますので、しっかりとした対応が求められます。

治療終了を間近に控えた今になって、患者さんはなぜ「支払いができなくなった」と申し出たのでしょうか？　何らかのよからぬ事情を抱えてしまい、支払うことができなくなってしまったのか？　本当は支払うことはできなくはないのに、ここにきて支払いを逃れようとしているのだろうか？　最初から全額を支払う気はなく、戦略的だったのではないだろうか？　さまざまな想像が頭のなかでめぐりますが、まずはこうした先入観を持たずに、患者さんとしっかりと向き合い、ニュートラルな立場から患者さん自身にその理由を聴きます。

＜質問例＞
お支払いができなくなったご事情がおありかと思いますが、詳しく聴かせていただけますか？

まずは、冷静に尋ねてみます。患者さんの回答を聴いて、すぐに支払いの見通しがつくものであれば問題はありませんが、ここは慎重な対応が求められます。患者さんの発言内容を十分に吟味したうえで、こちらからの提案を考えていくことが賢明かと思います。

たとえば支払いができなくなった患者さんの理由が、次のようなものだったとしましょう。

CASE 5
インプラント治療後に治療費を支払えなくなったと言い出す患者さん

「お支払いする治療費はちゃんと用意していたのですが……。実は先日、おれおれ詐欺に引っ掛かってしまい、大金を奪われてしまいました。警察に申し出たのですがまったく犯人がつかめません。もうショックで立ち直れません。この先の生活も心配です……。本当に申し訳ないと思っておりますが、治療費のお支払いどころではなくなりました。」

もしこのようなことを患者さんから言われたら、どうでしょう？

・お年寄りだけに本当に気の毒な話だ。こんなときに請求するものではないかな（同情）
・支払いする時期に詐欺にあうとは、なんてタイミングがよすぎるのだろう（猜疑心）
・こちらも経営事情があるのだから、そんな理由を言われても困る（いらだち）

おそらく、聴いたこちらも平然としてはいられないでしょう。しかし、この時点で無理によい解決策を見出す必要はありません。即答は避けるべきです。これは問題を解決していくための鉄則です。何事においても、問題を解決していくためには適切な案を考えておく必要があります。その際、陰性感情（不安・焦り・苛立ちなど）は思考を鈍らせます。人は、何かをひらめくとき、心身ともにゆったりとした状態のなかで発想が湧くことが知られています。後になって「あのとき、こう言っておけばよかった」「あんなことを言わなければよかった」と後悔しても取り返しがつきません。

ここはひとまず発言を控え「ご事情はよく理解できました。どうしたらよいものか、こちらでも少し考えさせてください」と告げ、次回面談日の約束のみで終了とします。

2. 解決案を書面で示す

患者さんからの事情を聴いた後は、次回の約束日までに、解決策を考えなくてはなりません。上述のように患者さんは『詐欺に遭遇し大金を奪われた』との理由から治療費を支払えなくなったとします。ではその状況のなかで支払ってもらえる方法はないものでしょうか？

たとえば患者さんは今、生活ができない究極な状況にまで押し迫っているのでしょうか？　あるいは年金、その他の貯蓄から最悪の状況は回避できているのでしょうか？　患者さんの状況を考慮したうえで、支払いへの提案はできないものか、考えてみる必要があります。

もちろん、患者さんの生活が困難になってしまったり、生活に大きな支障が出てしまってはいけません。しかし歯科医院側としても、誠意を持って携わってきた治療（仕事）ですので当然報酬があるべきであり、また何よりも経営していかなくてはならないのです。

具体的な対応としては、次の来院時に患者さんに何らかの提案をする方法がよいでしょう（次ページ図5-1）。できれば、双方的に不快感が残らないような話し合いの場を持つことが理想です。

「災難にあわれましたこと、お気持ちをお察しします。私のほうでもいろいろと考えましたのでご相談させていただきます」と、まずは患者さんのつらい気持ちを察し労ったうえで、複数の提案を出します。そして患者さんとの双方的なコミュニケーションを深め、最終的に患者さんに選択してもらうことにします。その際、患者さんの立場も考え、提案した支払い方法に問題点がないかを明確にします。患者さんに選択してもらったら、支払いの見通しを立て契約書を交わします。

このコミュニケーション法は、患者さんとともに進む姿勢を示すため、こちらの一方的な圧力にはならず、患者さんを心理的安心に導くことができます。

なお、もしも患者さんに支払う気持ちがまったくなく、支払いを逃れたいというものであれば、弁護士に相談するのが賢明です。それ以上、歯科医院で何かをしようと試みても、さらに巻き込まれる可能性もあり、支払いを逃げてしまうことも否定できないので、しっかりと法的に対処するべきだと考えます。

CASE 5

【患者さんへの提案】
あらかじめ用意した提案を患者さんに示します。

◆提案1
　患者さんの状況を考慮したうえで、可能な金額を定期的に返済していただくことを契約する。
◆提案2
　未成年に保証人がつくように、代わりに支払っていただける親族の方がいれば、支払いをお願いする。
◆提案3
　現状は難しくても、満期になる預金などがあり、先々、確実に支払いが可能になる見通しがあれば、その旨を約束し、期日を決めて支払っていただく。
◆提案4
　患者さんの支払いの見通しが立つように、提案1～3を複合して考える。

【患者さんの回答を聴く】
・4通りの提案をし、患者さんの返答を待ちます。
・患者さんが即答できれば、希望に沿った返済方式を契約します。

【患者さんが悩み込んだ際の対応】
こちらの提案に迷っているとき、あるいは悩み込んでしまった際には、下記の流れで問題解決を促します。

① 3つの提案のなかで、もっとも現実的（可能性のある提案）はどれなのかを順位づけする。
→
② 順位1の提案のなかで、難しい点はどのようなことなのか、問題を明確にする。
※必要に応じて各案についても考えてみる。

③ 難しい点を具体的に解決するにはどのようなことができるのか、解決するためにはどうすべきなのかを患者さんとともに考え、方向性を見出す。

④ もっとも現実的で可能性の高い案を見出し、具体的な支払い方法と期日などの契約をする。

図5-1　患者さんが抱える問題点の解決を目指すフロー。

3. 事態を招かないためのリスクマネジメントを導入する

　治療にあたって、患者さんとの関係性を考えると、できるだけ摩擦・衝突は避けたいものです。このような事態を招かないためには、治療費の不払いを予防するための仕組みづくりが重要です。これについては、次の『法的観点からどう対応できる？』にて詳しく解説しています。

CASE 5
インプラント治療後に治療費を支払えなくなったと言い出す患者さん

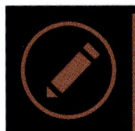

From a legal point of view
4. 法的観点からどう対応できる？

ポイント

1. 診療報酬債権について理解する

歯科診療契約に基づく治療行為は完了しています。そこで歯科医院は、その患者さんに代金支払いを請求する権利があります。

2. 事情の聴取と分析を行う

なぜ支払いができなくなったか、まず事情を聴取する必要があります。その弁解が不自然ではないか、その人物が誠実かを注意深く観察し、未払い分を請求する方法を判断する材料とします。

3. 診療報酬を請求する

事情を聴取した結果、分割支払いであれば支払ってもらえそうだということであれば、分割での支払い方法を協議し、合意書面を作成します。分割での支払いも困難であろうと判断した場合は、親族などから代わりに支払ってもらえないか、あるいは支払いを連帯保証してもらえないか、相談することになります。

支払いを免れるために虚偽の弁解をしているように思える場合は、毅然と一括での支払いを請求すべきです。口頭や電話での催促に加え、配達証明つきの内容証明郵便で支払いを催促し、証拠を残しておくべきでしょう。なお、3年間の短期消滅時効に留意する必要があります。

4.「インプラントを抜いてもよい」という患者さんの要求への対応を知る

患者さんは「インプラントを抜いてもよい」と言っていますが、トラブルを避けるため、インプラント（上部構造）を外して残金の支払いを迫るようなことはしないほうがよいでしょう。

5. 治療費不払いを予防する仕組みを作る

不払いの発生を予防する仕組みが重要であり、治療費の前払い、あるいは連帯保証人の徴求などを検討すべきでしょう。

CASE 5

1. 診療報酬債権について理解する

　このケースでは、インプラントを埋入し上部構造まで終了している状況で、事情があり残代金を支払えないとの申し出がありました。

　歯科診療契約に基づく治療行為は完了していますので、歯科医院にはその治療行為に対応する報酬債権が発生しています。そして、代金の一部の支払いはすでに受けているので、残額について歯科医院はその患者さんに支払いを請求する権利があります。

2. 事情の聴取と分析を行う

1) 患者さんの弁解の聴取

　このケースでは、患者さんが支払い当日になって「事情があり支払いができなくなった」と言い出しました。患者さんは高額な治療行為であるインプラント治療をあえて選択しており、にもかかわらずなぜ支払いができなくなったか、まずその事情を聴取する必要があります。

　このようなケースでは、患者さんの状況として、大きく2つが考えられます。1つは事後的に特別の事情が生じ支払い能力がなくなったケース、もう1つは支払い能力はあるが理由をつけて支払わない、あるいは当初から支払い能力がなかった詐欺的なケースです。

2) 患者さんの弁解の分析

　いずれのケースにせよ、事情を聴取すると支払えなくなった理由を述べることから（前者のケースでは本当の支払いができなくなった理由を述べ、後者のケースでは虚偽の言い訳をする）、事情を聴取する際には、その弁解が不自然ではないか、その人物が誠実かを注意深く観察します。そして支払えなくなった理由が信用できるかを考えます。

　患者さんの弁解は、治療費を減額する理由とはなりませんが、未払い分の請求方法を判断するうえでの材料となります。

3. 診療報酬を請求する

1) 支払いが見込める場合の請求方法

　事情を聴取した結果、『インプラント治療を開始してから特別の事情が発生したため現在は治療費残額を支払えないが、勤務先などがしっかりしているので、分割支払いであれば支払ってもらえると信頼できそうだ』ということであれば、分割での支払いを患者さんと協議すべきことになります。

　分割支払いの方法に合意したら、合意書面を作成し、「いついつにいくら払います」と明確にしておくべきでしょう（図5-2）。また合意書面の作成に際しては、患者さんの携帯電話番号と自宅の電話番号などをあらためて確認し、身分証明書などのコピーも再度もらっておきましょう。

　この分割支払いの約束を患者さんにしてもらう際のポイントは、患者さんのほうから「どのように支払います」と言ってもらうことです。すなわち、歯科医院側が一方的に分割弁済のプランを提案するのではなく、患者さんのほうから、たとえば「毎月末日に5万円なら必ず支払えます」と提案してもらい、それを受け入れる形にすべきです。なぜなら、患者さん側から具体的な支払いの方法を提案してもらうと、患者さんに『自分で提案して受け入れてもらったのだから約束を守って支払わなければ』という意識が働き、合意どおりに不履行なく支払ってくれる可能性が高まるからです。

2) やむを得ない事情により支払いが見込めない場合の請求方法

　失業などの特別の事情があり、やむを得ない状況により分割での支払いも困難であろうと判断した場合は、『親族などから代わりに支払ってもらうことはできないか』あるいは『長期の分割払いとするが、支払いを連帯保証してもらうことはできないか』を患者さんと相談することになります。この場合にも、合意が成立したら合意書面を作成し、「いついつにいくら支払います」などと明確にしておくべきです。また、連帯保証人をつけてもらうことになった場合は、合意書面に連帯保証人欄を設け、

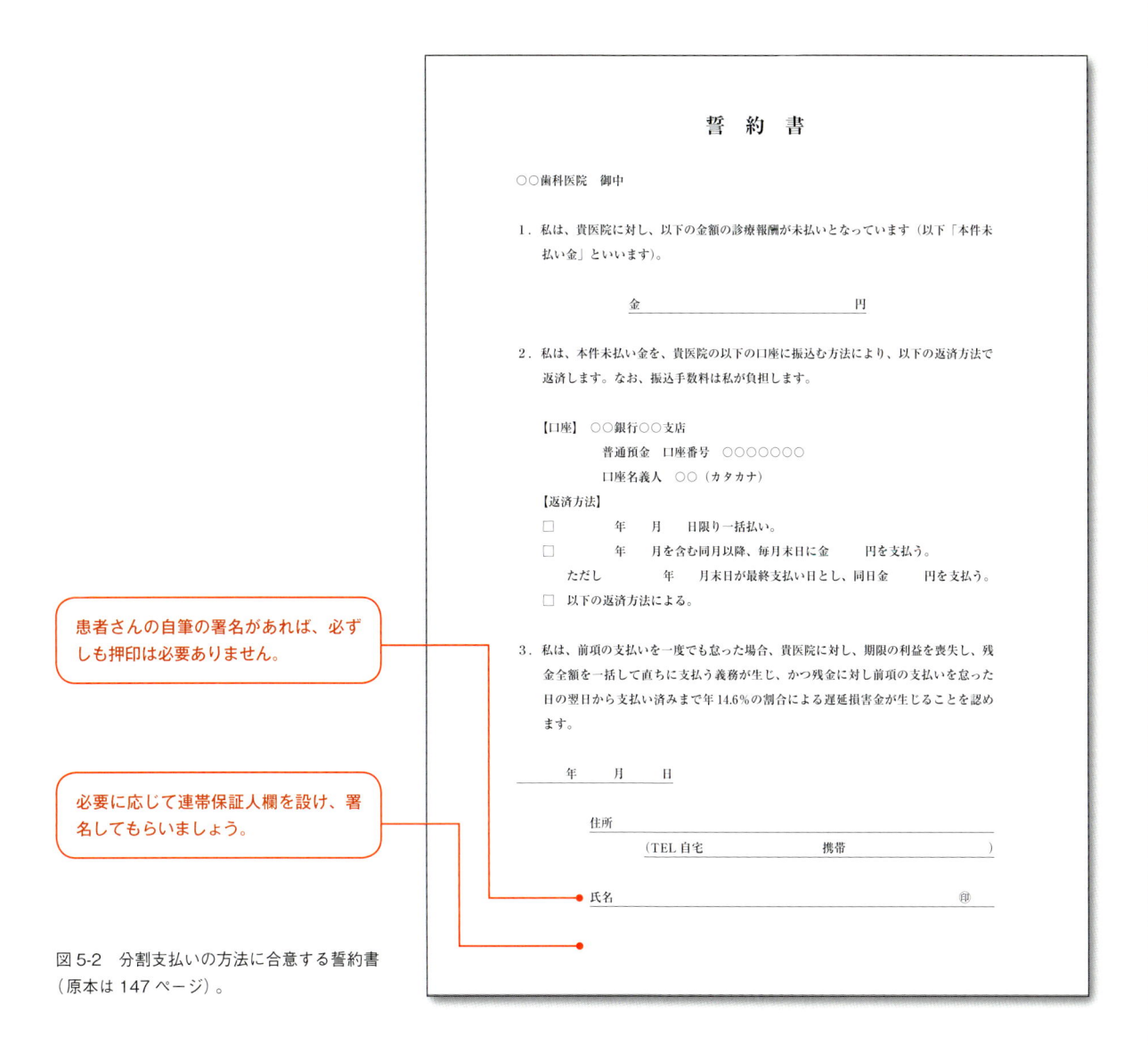

CASE 5
インプラント治療後に治療費を支払えなくなったと言い出す患者さん

誓約書

○○歯科医院　御中

1. 私は、貴医院に対し、以下の金額の診療報酬が未払いとなっています（以下「本件未払い金」といいます）。

　　　金　　　　　　　　　　　　　円

2. 私は、本件未払い金を、貴医院の以下の口座に振込む方法により、以下の返済方法で返済します。なお、振込手数料は私が負担します。

【口座】　○○銀行○○支店
　　　　　普通預金　口座番号　○○○○○○○
　　　　　口座名義人　○○（カタカナ）

【返済方法】
□　　　年　　月　　日限り一括払い。
□　　　年　　月を含む同月以降、毎月末日に金　　　円を支払う。
　　ただし　　　年　　月末日が最終支払い日とし、同日金　　　円を支う。
□　以下の返済方法による。

3. 私は、前項の支払いを一度でも怠った場合、貴医院に対し、期限の利益を喪失し、残金全額を一括して直ちに支払う義務が生じ、かつ残金に対し前項の支払いを怠った日の翌日から支払い済みまで年 14.6％の割合による遅延損害金が生じることを認めます。

　　　　年　　月　　日

　住所
　　　　（TEL 自宅　　　　　　　携帯　　　　　　　）
　氏名　　　　　　　　　　　　　　　　　　　　㊞

- 患者さんの自筆の署名があれば、必ずしも押印は必要ありません。
- 必要に応じて連帯保証人欄を設け、署名してもらいましょう。

図 5-2　分割支払いの方法に合意する誓約書（原本は 147 ページ）。

連帯保証人に署名してもらう必要があります。

このようなケースでは、歯科医師としては患者さんへの同情の気持ちから、「厳しい要求は申し訳ない」「支払いを受けられずともやむを得ない」と考えてしまいがちです。たしかに、患者さんにやむを得ない事情がある場合に、そのような感情を持つことはもっともです。しかし、『報酬の請求』と『社会的な困った人の救済』は、別次元の問題です。スタッフの生活を預かっている以上、正当な業務の対価として、請求すべきは厳しく請求するという姿勢が大切です。

3）詐欺的に支払わない場合への請求方法

事情を聴取した結果、『そもそも支払い能力がないとは思えない』あるいは『支払いを免れるために虚偽の言い訳を繰り返しているように思える』という場合は、毅然と一括での支払いを請求すべきです。分割払いの合意をして時間の猶予を与えても、結局弁済がなされず、合意を破られるストレスを感じるだけになりがちであるためです。

もちろん、残額の一括支払いを要求した結果、一部のみの支払いを提案し現金を提供してくるケースもあります。その際は、その一部は受領し、残額については引き続きただちに支払うよう対応すべきでしょう。

ご存じのとおり、債権の回収は難しい業務です。治療を行う前であれば、患者さんに『お金を支払わなければ治療を受けられない』との強い支払いの動機が存在しま

CASE 5

治療費の支払いのご請求

〇〇〇〇年〇月〇日

〒〇〇〇—〇〇〇〇
〇〇県〇〇市〇〇〇丁目〇番〇号
〇　〇　〇　〇　様

〒〇〇〇—〇〇〇〇
〇〇県〇〇市〇〇〇丁目〇番〇号
〇〇歯科医院
院長　〇〇〇〇
TEL　〇〇〇〇—〇〇—〇〇〇〇

前略
　当院は、〇月〇日現在、〇〇様より、〇〇治療について、金〇〇円の治療費を未だお支払いいただいておりません。つきましては、〇月〇日までに、金〇〇円を、当院の受付窓口に持参するか、下記の口座に振込手数料を〇〇様の負担でお振込みする方法でお支払いください。
　なお、本状と行き違いにお支払いいただいておりましたら、何卒ご容赦ください。

記

口座　〇〇銀行〇〇支店
普通預金　口座番号　〇〇〇〇〇〇〇
口座名義人　〇〇　（マルマル）

草々

> 通常の内容証明郵便は、1枚あたりの厳格な字数制限などの制約が多々ありますので、制約が緩やかな電子内容証明郵便の利用をお勧めします。

図 5-3　配達証明つき電子内容証明郵便による支払いの催促例（原本は 148 ページ）。

す。しかし治療が終了した後では、そのような動機づけがなくなってしまい、患者さんによっては何とかして支払いを免れようとします。

　また、『後払いならば、治療費は支払わないで済ませよう』と当初から考えている悪質な患者さんも存在します。そしてそのような患者さんは、治療が終り支払いの段になると、「詐欺被害にあって急遽支払いができなくなった」「治療を受け始めた当初は支払えると思っていた」「支払うつもりだった」などと主張します。虚偽の弁解でも、刑法犯としての詐欺罪の立証は困難を伴うため、警察はなかなか取り上げてくれません。

　そのような患者さんに治療費を支払ってもらうには、毅然と取り立ての意思を示しつつ、しつこくしつこく請求を繰り返す必要があります。

　請求の方法は、口頭での催促、電話での催促はもちろん、配達証明つきの内容証明郵便で支払いを催促し、催促した事実について証拠を残しておくべきでしょう（図5-3）。配達証明つきの内容証明郵便であれば、その内容の書面を相手方に配達したことを証拠として示すことができるので、トラブルになった際に、言ったか言わないかの水掛け論を予防できます。また、内容証明郵便で催促することで、患者さんに『不払いに対する歯科医院側の毅然とした態度』を示す効果も期待できます。

　数か月以上にわたり電話や郵便で催促を繰り返しても

CASE 5
インプラント治療後に治療費を支払えなくなったと言い出す患者さん

図5-4 弁護士名での督促の電子内容証明郵便の送付例（原本は149ページ）。

支払おうとしない患者さんについては、費用対効果に鑑みつつ、自宅へ訪問して催促することも選択肢です。自宅への訪問は債権回収の王道であり、一定の効果が期待できるためです。

それでも支払わない場合は、債権回収業務の経験が豊富な弁護士に相談し、弁護士名で督促の内容証明郵便を送付してもらうことなども検討すべきです（図5-4）。

なお、弁護士名での内容証明郵便の発送にとどまらず、裁判所の手続きを利用し、訴訟や強制執行などを活用し債権回収を行うかは、慎重に考える必要があります。訴訟や強制執行などを活用し債権回収を試みた場合、弁護士費用、裁判所への手続費用、そして弁護士とのやり取りなどの事務コストが生じる一方、それでも回収できるとは限らないためです。裁判所を通しての債権回収活動を行うかは、債権の金額、債権の回収可能性（患者さんに強制執行可能な財産があるか）、および患者さんの悪質性などを総合的に判断する必要があることから、この点も含め、弁護士に相談するようにしましょう。

4）債権にも時効がある

歯科診療報酬については、民法170条1号が、3年間の短期消滅時効を定めていることに留意する必要があります。

CASE 5

> 民法170条1号（3年の短期消滅時効）
> ○次に掲げる債権は、3年間行使しないときは、消滅する。
> （…）
> 一　医師、助産師又は薬剤師の診療、助産又は調剤に関する債権
> （著者注：「医師」に歯科医師も含まれると考えられています）

　もっとも3年間が経過する前に、患者さんがその治療費の支払い義務を認め、あるいは治療費の一部の支払いをすれば、時効の進行は振り出しに戻り、そこからまた時効期間の経過まで3年間となります（民法147条3号）。そこで折をみて、患者さんから債務を承認する書面（分割払いの誓約書や支払義務を認める確認書など）を取得することで、時効の完成を防ぐことができます。

　また時効期間が経過したとしても、その後に患者さんが時効を援用するとの意思表示をしなければ、診療報酬債権は消滅しません。そこで歯科医院側としては、3年間の経過後も治療費を請求でき、請求の結果、患者さんが債務を承認し、あるいは一部の支払いをすれば、以後あらためて3年間経過するまでは、患者さんは時効を主張できなくなります。

5）保険診療ならば『保険者徴収制度』を利用する

　保険診療については『保険者徴収制度』があり、制度上は患者さんから回収できなかった治療費について、保険者に支払いを求めることができます（健康保険法74条2項、国民健康保険法42条2項）。保険者から支払いを受ける条件として、『患者さんから支払いを受けるため、患者さんに対し回収のための手続きを尽くした』ことなどが必要とされています。

　この制度については、保険者への請求の前提として患者さんから回収できない一部負担金（患者さんの自己負担分）の金額が60万円を超えることが期待されているなど、適用を受けるための要件が厳しくかつ複雑で、歯科医院での一般的な活用は困難かもしれません（厚生労働省保険局保健課長「未払一部負担金の保険者徴収に係る事務取扱いについて」2010年10月14日）。もっとも、今後の運用によっては活用され得る制度といえます。

4.「インプラントを抜いてもよい」という患者さんの要求への対応を知る

　患者さんは、「お支払いができなくなったのでインプラントを抜いてくださっても構いません」と言っています。しかし、額面どおりに受け取ることは危険です。患者さんとしては、謝罪の気持ちを示す方便としてそのように言っているだけであると考えるべきです。もし本当にインプラント（上部構造）を外してしまえば、不払いをするような患者さんですから、「この歯科医院はひどいことをする」のようなトラブルになる可能性が十分あります。

　歯科医院としては、患者さんの言に従い、『インプラント（上部構造）をいったん外し、残金の支払いがあればインプラント（上部構造）をあらためて装着する』という対応をすることも、残金支払いの動機とさせるため考えられます。しかし、上述のとおりトラブルのリスクは大きいと思われるので、患者さんの言に従いインプラント（上部構造）を外して残金の支払いを迫るようなことはしないほうがよいでしょう。

5. 治療費不払いを予防する仕組みを作る

1）治療費不払いを未然に防ぐ重要性

　高額な診療報酬が生じる自費治療について、費用の分割払いないし全額後払いを採用する場合は、このケースのような事態が生じてしまうことがままあります。

　治療費の不払いは、発生してしまうと、単にその分の報酬金が回収できなくなるにとどまらず、種々のコストが生じてしまいます。そこで不払いの発生を予防する仕組みを構築することが、なにより重要になってきます。

CASE 5
インプラント治療後に治療費を支払えなくなったと言い出す患者さん

治療費不払いへの処方箋

★ 治療費をあらかじめ受領すれば不払いは生じない → **治療費の前払い制の導入**
  ・完全前払い方式
  ・分割払いながら前払い額を多めに設定
  ・クレジットカードの活用

★ 前払いが困難である患者さんの場合 → **連帯保証人の徴求**
  ・治療契約書に連帯保証人欄を挿入
  ・連帯保証書を別途に取得

2) 前払い制度の検討

　このケースのような不払いの事態を予防する手段として、第一に『報酬を前払いとしてもらう』ことを検討すべきでしょう。もちろんその支払い方法を採用することにより、集客力が低下し、あるいは治療方法の変更をすると場合により追加費用の請求が必要となるため、柔軟な治療が難しくなるなどのデメリットがあり、その点は悩ましいところです。

　報酬の前払いを受ける効果を享受し、加えて一定の集客効果を期待して、クレジットカードの導入を実行されている歯科医院もあります。

　なお、保険外併用療養費制度を利用した自費治療の場合は、治療が完了した時点で保険外併用療養費の総額が確定するため、完全に前払いで治療費を受領すると、後日に保険報酬点数などが変更された場合に、金額が合わなくなる問題があります。そこで報酬は分割で受領することとし、治療が確定してから調整のために残しておいた残額を受領する、という方法も考えられます。

3) 連帯保証人の徴求

　費用の前払いやクレジットカードの導入については慎重に考え、後払いないし分割払いで治療を行うということであれば、連帯保証人を徴求することをお勧めします。

　連帯保証人をつけることで、特別の事情により支払えなくなったケースでは、その連帯保証人が代わりに支払ってくれることが期待できます。また当初から支払うつもりがないなどの詐欺的なケースでは、連帯保証人のなり手がみつからず、診療契約の段階でそのような筋の悪い患者さんを排除するフィルタリングの効果が期待できるためです。

　なお、『連帯保証人』ではなく単なる『保証人』では、「まず患者さん本人にしっかり請求してください」といった種々の法的な抗弁が可能となり、歯科医院側の請求権が著しく弱まってしまいます。そこで患者さんの代わりに支払ってもらうという目的の達成が見込めるよう、連帯保証人を徴求することが必要です。

　連帯保証人のつけかたは、治療契約書を作成し、連帯保証人の欄を設け、患者さんから署名押印をもらう際に、連帯保証人の自筆の署名と押印もしてもらうという方法になります。連帯保証人が来院せず、医院外で署名や押印を行う場合は、連帯保証人本人に署名をしたか確認をすべきです。そこで、電話で構わないので直接本人に確認し、その確認した事実を歯科医院の側で記録に残しておきましょう。

CASE 6

息子の治療費は支払えないと訴える母親

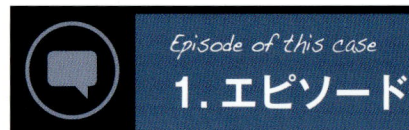

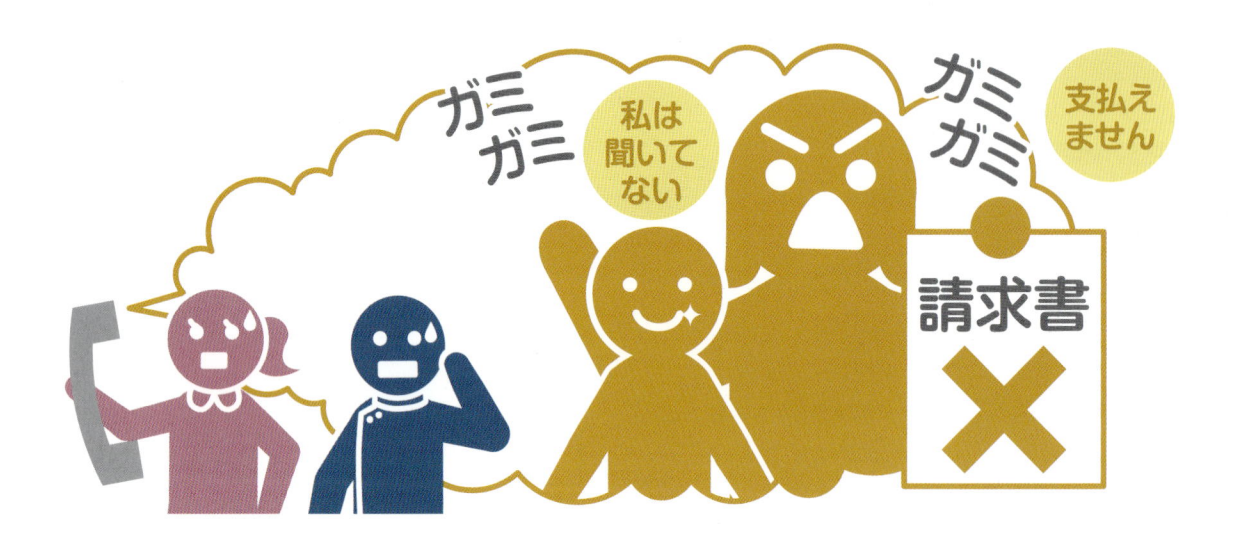

1. エピソード
Episode of this case

　ケース6の患者さんは、就職を間近に控えた20歳を過ぎた青年の患者さんです。この患者さんは今回が初診で、歯科医師は『信頼関係を構築しよう』と意気込んで治療を開始しました。

　前歯の治療ということもあり、患者さんは審美面を優先した材質のよいものを希望しました。治療方法とともに、治療費も合わせて説明済です。患者さんは、「これから社会人になるので、きれいなしっかりした歯でがんばっていきたい」とのこと。営業職に就くそうで、「きれいな歯でお客さんに笑顔で対応したい」と話しています。学生にとっては高額と思える治療費も、「大丈夫です。お願いします」との元気な返事を返してきます。なかなかガッツのありそうな青年であり、まだ学生でどことなく心もとない雰囲気もありますが、好印象です。患者さんの熱意に応えるべく、しっかりと丁寧に治療を進めました。

　ところが、治療の終了が見込まれ、請求書を渡したところ、母親が激怒して電話してきました。「私は聞いてない！　こんな高い歯にしなくていいです！　治療費は支払えません！」そこで同意書を確認してみると、うっかり同意書をとるのを忘れてしまっていたことに気づきました。

CASE 6
息子の治療費は支払えないと訴える母親

2. あなたならこのケースをどう考える？
What do you thik about this case?

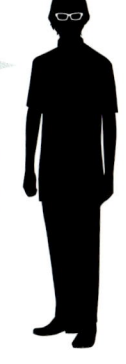

Dr.Aの意見
分割払いを認めるなどして、歯科医院側が譲歩すべき

このケースは、歯科医院側の落ち度もあるかと思う。未成年ではないにしても『就職を間近に控えた』ということから、治療費の支払い能力に乏しいことを歯科医院側も考える必要があった。さらに同意書をとっていないので、母親に強く支払いを請求することも難しい。

個人的には、このようなガッツのある若者のことは応援したいと思う。もちろん踏み倒しは許されるべきではない。しかし学生であるし、今回の件を真摯に反省しているのであれば、分割払いなどを認めることで、ここはこちらが譲歩するべきかと思う。これから社会人となるのだから、これを機に社会のルールをしっかり学んでもらい、責任を持って給料から一定額を分割で払ってもらう。母親もそれで納得するだろうし、この患者さんもきちんと支払ってくれるのではないか。

Dr.Bの意見
治療費は患者本人が自分で工面すべき

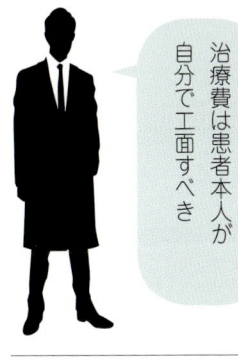

本人に支払い能力がないとしても、20歳を超えたのだから、大人として扱ってよいのではないか。当然、治療費も本人が支払うべきだ。なんだかんだ調子のよいことを言っていたようだが、『自分の行動の責任は自分でとる』『契約は守る』——これは社会人としてのマナーである。支払える見込みがないのに治療を受けていたとすれば、本人の責任だろう。治療費は、大人として、アルバイトするなりなんなりして自分で工面するべきだ。若いとはいえ成人しているのに、母親にこんな迷惑をかけるなんて、私の感覚からいうと『恥を知るべき』だろう。

Dr.Cの意見
母親に来院してもらい、三者で協議すべきである

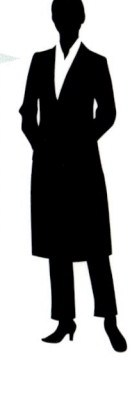

歯科医師側としては、患者さんが就職を控えていることは認識していたのだから、場合によりこのような事態となることも想定できたはずだ。高額な治療を行う前提として、事前に親の確認を得ていなかったのは、歯科医師側の落ち度と言わざるを得ない。とはいえ治療はしっかり行っていたのだから、その報酬は受領したいところである。ここは母親と患者さんに歯科医院に来てもらい、支払いについて三者で協議すべきである。母親としても、現に息子が望んで高額な治療を行ったことは事実なのだから、話し合えば治療費の支払いに同意してくれるのではないか。また、一括での支払いが難しいとしても、患者さんは就職するわけだから、分割払いで支払っていただくといったことも話し合えるはずである。

CASE 6

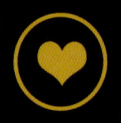

From a psychological point of view
3. 心理学的観点からどう対応できる？

ポイント

1. 母親を交えた三者面談を設定する

患者さんと歯科医師、訴えがあった母親を含めた三者で話し合いを設定します。

2. 解決案を示す

治療に関しては何の落ち度もなく、むしろ患者さんの要望に応えていることを伝えたうえで、保護者の立場も考慮した解決案を考えていきます。

3. 事態を招かないためのリスクマネジメントを導入する

特に自費診療は費用面における患者さんの理解と同意は不可欠であり、トラブルに発展しないためにもリスクマネジメントを徹底しましょう。

1. 母親を交えた三者面談を設定する

このケースでは、治療に関するインフォームドチョイスをしっかりと行ったうえで、患者さんがその選択をし、治療に臨んでいます。治療費の支払い者でもある母親は、息子の治療内容およびここまでに至る経過を、どのように認識していたのでしょうか？ 解決にあたっては、まずは歯科医師がその状況を把握するためにも母親に来院してもらい、患者さんを交えての三者での話し合いを設けます。

こうした話し合いでよくみられるのは、患者さんが感情的になり本題から脱線してしまい、まったく違った方向へと話が展開してしまうことです。これでは双方とも時間とエネルギーの消費ばかりで、何の解決にも至らなかったという残念な結果に終わってしまいます。そのような面談を避けるためにも、あらかじめいくつかの『解決に向けたゴール』のパターンを考え、準備しておくことが大切です。

もし、読者の皆さんがこのような状況に遭遇したら、どのような考えからどんなゴールを設定されるでしょうか？ また、設定したゴールの起こり得る利点と欠点に関して、どのようなことが予測されますか？ あらかじめこうした側面からシミュレーションし、面談に臨むことをお勧めします。ゴールのシミュレーション例を図6-1に示しました。

ここでのゴールは、けっして『誰かを責める』ことでも『白黒の決着をつける』ことでもありません。今後に

CASE 6
息子の治療費は支払えないと訴える母親

【ゴールを設定する】
　患者さんご本人に支払いをしていただく。

↓

【提案にあたって】
◆治療に関して
・治療にあたっては、こちらからは複数の治療説明を行っており、患者さんは、内容を理解し、納得したうえでの自己決定であった。
・治療に関しては患者さんの要望に応えており、こちらには何の落ち度もなかった。

◆問題点
・治療にあたっての「同意書」をとり忘れていたことは事実であり、それに関してはこちらも反省すべき点がある。現時点では、治療費を支払うはずの母親は納得していないため、請求が難しい状況であり、トラブルにも発展する可能性が大きい。

◆問題解決案
・患者さんは既に成人であり、未成年ではない。さらに就職も控えており、近い将来から収入を得ることが可能である。このことから治療費に関しては、患者さん自身が支払いへの意識をしっかりと持ち、長くかかっても将来に渡って少しずつでも分割して治療費を支払っていくことの意義を提案する。
・提案に関しては、こちらも同意書をとらなかった反省から、患者さんにとっての無理のない支払い金額と分割期間を考慮することとする。

＜利点＞
・母親の負担が軽減される。
・社会人としての意識と責任を、本体験を通して学ぶ機会となる→　母親に理解を促す。

＜欠点＞
・何らかの事情により未払いになる恐れも否定できない。

↓

【欠点への解決案】
・この提案に賛同していただけた際には「覚書」を作成し、認識の統一を図る。
・そこには、未払いが続いた際の対処法も記載しておく。

図 6-1　ゴールのシミュレーション例。

向けた治療費用への支払いに関して、患者さん側と歯科医院側の両者にとってよりよい解決を目指すものです。この軸がぶれることなく面談を進めていくことが大切です。
　なお面談にあたっては、患者さんや母親に心理的な緊張や不安を与えないような環境をつくりましょう。

2. 解決策を示す

　あらかじめイメージしたゴールを持って面談に臨みますが、ここでは仮に図 6-1 で設定した『患者さんご本人に支払いをしてもらう』ということにしましょう。な

CASE 6

お、常にこちらがイメージしたゴールどおりにスムーズに進んでいくとは限りません。また、患者さんからも何らかの意見や要望もあります。そうした事態を考慮したうえで、解決案を考えていくことにしましょう。

まず、患者さんの母親からの話を十分に聴きましょう。特に次のポイントは押さえるとよいでしょう。

> **ポイント1：親子の話し合いについて**
> ここまでに至る経緯、つまり医療に関する家庭内（息子さんと母親）での話はどのような内容であったのか。
>
> **ポイント2：治療の経過について**
> 治療に関する説明を、息子さんは母親にどのように伝えていたのか。
>
> **ポイント3：母親からのアドバイスについて**
> 息子さんの話（ポイント2）を聞いて母親はどのような意見を持ち、それを息子さんに伝えたのか。

まずはこうした情報を十分に聴くことにします。母親の話の内容からたとえ落ち度がみられたとしても、そこを責めるべきではありません。お互いの感情が高ぶり、本題からはずれてしまうという懸念があるからです。母親の話が終わったところで、次に歯科医院側からすでに準備していた提案をします。提案をする際は、「今回の治療にあたっては、こちらもてっきりお母さまも同意のうえであったと認識していたのですが、同意書を差上げてなかったことは、こちらの責任です。一方、○○君はこの治療を希望していました。また、今日のお話からお母さまの心情も理解できました。お互いにとってよい方向にいくために、どうしたらよいものかと考えますところ……」という切り口で、図6-1の提案をします。その際、息子さんの経済事情も十分考慮し、例外として、『支払い方法には長期に渡って分割すること』『利子はつけず、支払い額は可能な費用を提示すること』を条件に入れます。

しかし、もしそれでも母親が「息子には経済的負担は一切させたくない」「同意書もなく、そちらの落ち度なのでこちらも支払う義務はない」「はじめからそのような治療は聴いておらず、そちらが勝手にやったこと」などと不条理な発言があったなら、それ以上のコミュニケーションは中断すべきでしょう。

「こちらも患者さんの思いやお母さまの思いも考えたうえでのご提案だったのですが、お母さまより『支払いの義務がない』とのご意見をいただきましたので、こちらもそれ以上のアイディアは浮かびません。ここはもう一度、検討したうえでご連絡を差し上げます」とし、話を中断するとよいでしょう。そして、すみやかに弁護士に相談することをお勧めします。必ず法律面での適切な解決法があるはずです。

近年、モンスターペイシェントの問題が増加の一途をたどっているようです。患者さんの要望をすべて受け入れることがホスピタリティーであるということはけっしてありません。医療のなかで真の意味でのプライドを持ち、不条理な訴えを起こす患者さんに対しては、凛とした姿勢で臨むべきであると考えます。そしてそこに専門性のある弁護士の力が必要であると考えています。

3. 事態を招かないためのリスクマネジメントを導入する

治療を実施するにあたっては、患者さんから治療内容を十分に理解してもらったうえでの『治療への同意』を得ることが必要です。特に自費診療の場合は、そこに費用面も含めた同意書が必要になります。

今回のケースでは、日頃はしっかりと取り組んでいたにもかかわらず、治療終了を間近に控えた今、はじめて同意書を交わしていなかったことが判明しました。こうしたアクシデントを未然に防ぐために、リスクマネジメントのシステムを取り入れましょう。ここでは、『自費診療確認シート』（図6-2）をご紹介します。

確認シートは院内で保管し、院内の誰もが一目みて患者さんの状況および情報が把握できるようにします。自費治療開始にあたっては、あらかじめカルテに『自費診療確認シート参照』と記載し（スタッフがわかりやすいマークでもOK）、受付またはアシスタントがシートをチェックすることで、必要事項の漏れがなくなります。

もちろん、確認シートをカルテ内に保管したり、複数の確認シートをファイルして保管してもよいでしょう。

CASE 6
息子の治療費は支払えないと訴える母親

【 自費診療確認シート 】

【患者氏名：　　　　　　　　　　　　　　　】 ← 患者氏名を記載します。

内　容	日　付	確認印	備　考
治療の内容を説明する	年　月　日		← 各項目内容の日付を記載します。
同意書を渡す	年　月　日		
患者さんが記載した同意書を受け取る	年　月　日		
支払方法	□ 窓口 □ クレジット □ 振込 □ その他		← 各項目内容における担当者の印またはサインをします。

【特記事項】

← カルテの「本シート参照」の記載があった際は、受付またはアシスタントが、すべての必要項目が確認済みか否かをチェックし、特記すべきことがあったら記載します。

内　容	日　付	確認印	備　考
治療の内容を説明する	年　月　日		
同意書を渡す	年　月　日		← 複数の自費治療の際には2段目を活用します。
患者さんが記載した同意書を受け取る	年　月　日		
支払方法	□ 窓口 □ クレジット □ 振込 □ その他		

【特記事項】

図6-2　自費診療確認シート（原本は150ページ）。このシートは、自費診療を受ける患者さんに対して必要事項の説明や必要書類の受け渡しがなされているか否か、流れに沿って把握するために使用します。上から順に、流れに沿ってシートに記入しましょう。

CASE 6

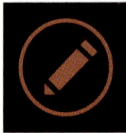

From a legal point of view
4. 法的観点からどう対応できる？

ポイント

1．『就職を間近に控えた 20 歳を過ぎた患者さんとの歯科診療契約』が意味することを理解する

　患者さんは未成年者ではありませんので、歯科診療契約を締結するにあたっての親の同意は不要です。そのため有効に歯科診療契約が締結されており、患者さん本人に治療費の支払い義務が認められます。

2．『就職を間近に控えた 20 歳を過ぎた患者さんへの治療費請求』をどう行うか考える

　治療費は、契約の当事者であるその患者さん本人が支払うべきものです。しかし就職を間近に控えた学生とのことで、一般的にはその親が治療費を立替払いするケースが多いものと思われます。しかしこのケースでは、母親から「治療費は支払えない」との電話がかかってきています。
　歯科医院側の対応としては、『母親に支払いをお願いしていく方向』と『あくまで支払い義務がある患者さん本人に支払いを請求していく方向』が考えられます。不払いのリスクはありますが、支払い義務のある患者さん本人からの治療費回収を目指すべきでしょう。

3．同様のケースを予防するためのシステムを構築する

　患者さんが成年者の場合は、同意書ではなく『連帯保証人の徴求』や『報酬の前払い制度』を導入する方法により、支払いの確実性確保や種々のトラブルの予防を図るべきです。

1．『就職を間近に控えた 20 歳を過ぎた患者さんとの歯科診療契約』が意味することを理解する

1）成年者の親の同意の法的性質

　そもそも、就職を間近に控えた 20 歳を過ぎた青年の患者さんに、適法に治療費の請求ができるのでしょうか。
　民法 4 条は、「年齢 20 歳をもって、成年とする」と定めています。また民法 5 条 1 項本文は、「未成年者が法律行為をするには、その法定代理人の同意を得なければならない」と定めています。そしてこの『法定代理人』は、原則として親権者である親（民法 818 条 1 項）となります。
　したがってこのケースでは、20 歳を過ぎた成年の患者さんであることから未成年者には当たらず、そのため診療契約を締結するにあたっての親の同意は不要となります。このケースでは、歯科医院側と患者さんとのあいだで有効に歯科診療契約が締結されており、患者さん本人に治療費の支払い義務が認められます。
　同意書の取得を失念していたとのことですが、上述のとおり親の同意は不要です。したがって、法的には同意

書を取得する必要はありません。このケースにおける母親からのクレームは、法的には『本来支払い義務のない人が、「私は支払いません」と、ある意味で当然のことについて意思表明をしている』ということになります。

2）未成年者における親の同意

患者さんが未成年者であった場合は、未成年者の法定代理人たる親権者は両親であり、父と母の両方となります。そして親権は『父母が共同して行う』（民法818条3項）とされています。そこで法的な建前としては、『父母双方から同意を取得する必要がある』ということになります。もっとも、実際に父母双方から同意を取得することは煩雑であるため、実務的には『親の一方の同意をもって、他方も異議がなく同意しているもの』と判断し対応することが考えられます。

また、未成年者でも判断能力がある場合は、その未成年者本人の同意を得れば治療行為を行ってよいと考えられています。一般には15歳以上であれば判断能力があるといわれています。そこで、『患者さんの年齢が15歳以上であれば、治療に際し必ずしも両親の同意は必要ではない』ということができます。

2.『就職を間近に控えた20歳を過ぎた患者さんへの治療費請求』をどう行うか考える

1）クレームの経緯

このケースでは、歯科診療契約は有効に成立しており、治療費は患者さん本人が支払うべきものです。しかし患者さんは就職を間近に控えた学生であり、バイト代を貯めているケースもあるかもしれませんが、一般にはその患者さんの親が治療費を立替払いするケースが多いものと思われます。そこで請求を受けた患者さんが母親に治療費の支払いを相談したところ、相談を受けた母親は事前の相談もなかったのに高額の治療費を立替払いすることを承服できず、このようなクレームに繋がったものと思われます。

2）親からの同意書の取得の効用

以上に鑑みると、法的な義務はないものの親の同意書を取得していれば、事前に了解したということで親からの治療費の立替支払いを期待できます。そのため、学生に高額な治療行為をする際には、成人していたとしても、治療費の不払いを防ぐ観点から同意書を取得しておくべきでしょう。このケースでも、事前に両親から同意書へのサインを得ておけば、このような事態にはならなかったものと考えられます（次ページ図6-3）。

3）クレーム内容の分析

このケースでは、現実に母親から「私は聞いてない！こんな高い歯にしなくていいです！　治療費は支払えません！」との激怒の電話がかかってきています。これは、そもそも法的には母親に支払い義務はないので、このクレームはいささか的外れとも思えます。しかし、それは母親も承知のケースが多いでしょう。つまり母親は、法的には自分に支払い義務がないことは理解していて、しかし親として、『社会通念上、まだ学生である子どもの不払いを放置しておくわけにはいかない。監督者として自分が支払わなくてはならない』と考えているということです。

4）2つの対応のスタンス

以上を踏まえると、歯科医院側の対応としては、大きく2つの方向性が考えられます。1つは、法的に支払い義務がないことを承知で、母親に支払いをお願いしていく方向です。もう1つは、あくまで支払い義務がある患者さん本人に支払いを請求していく方向です。

前者の方向性については、母親が任意に立替払いしてくれることに問題はありません。しかし法的に母親に治療費の支払い義務があるわけではないので、その点を留意し、厳しい支払い請求などは慎む必要があります。

後者の方向性については、患者さん本人は支払い能力が不十分と想定されるので、手持ちの現金がないということであれば、就職後も含めた分割払いを認めざるを得ないところでしょう。

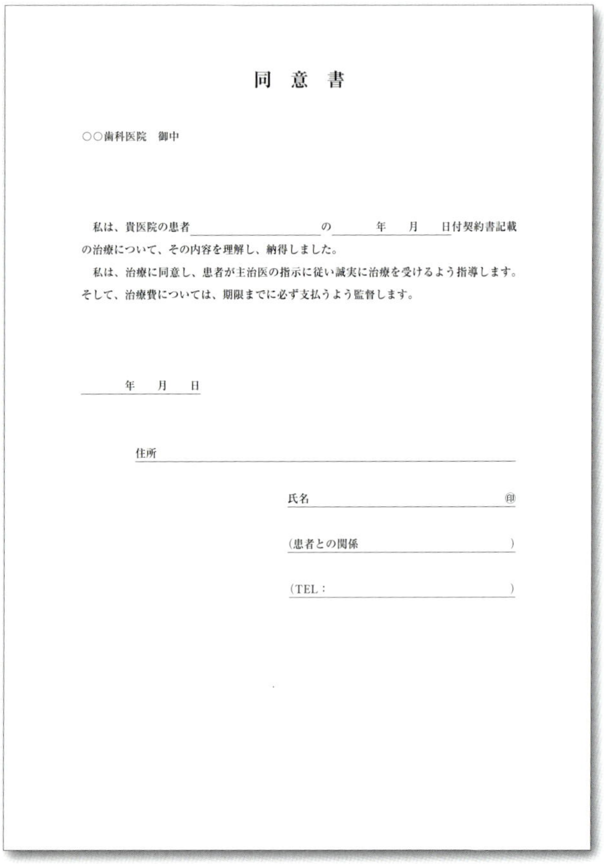
同 意 書

○○歯科医院　御中

私は、貴医院の患者＿＿＿＿＿＿の＿＿年　月　日付契約書記載の治療について、その内容を理解し、納得しました。
私は、治療に同意し、患者が主治医の指示に従い誠実に治療を受けるよう指導します。そして、治療費については、期限までに必ず支払うよう監督します。

年　月　日

住所＿＿＿＿＿＿＿＿

氏名＿＿＿＿＿＿＿㊞

(患者との関係＿＿＿＿＿)

(TEL：＿＿＿＿＿)

図 6-3　同意書の例（原本は 151 ページ）。

5）取るべき対応

このケースでは、高額な治療を望み実際に治療を受けたのは患者さん本人です。逆に、母親は知らなかったのでしょうから、分割払いとなり、不払いのリスクが生じたとしても、患者さん本人からの治療費の回収を目指すべきでしょう。

法律に従い、あくまで患者さん本人に支払っていただくことを説明すれば、激怒していた母親も、『息子も成人しており、責任ある社会人として契約したのだから』と、理解を示すケースが多いものと思われます。

また患者さんと就職後も見据えた分割払いの合意をした場合には、可能であれば、あくまで本人からの支払いを受けるとの説明のうえで、「もしものときのために」と母親から分割払いについての連帯保証を取得しましょう。連帯保証を得ることが難しい場合は、少なくとも母親に分割払いの内容について通知しておくべきです。そうすることで、患者さんが不払いをした場合に母親が立替払いをしてくれる可能性がでてきますし、なにより『母親にこれ以上の迷惑をかけられない』と患者さんの自発的な支払いを促す効果があります。

3. 同様のケースを予防するための システムを構築する

1）成年者の患者さんへの同意書徴求の問題点

このケースは、あらかじめ親より同意書を取得していればクレームを防げたであろう事案です。しかし学生とはいえ成人しているわけですから、同意書を請求する境界線はどう考えればよいのかという疑問が生じます。

このケースの患者さんは、『就職を間近に控えた青年』ということで、22 歳ほどの未成年に近い患者さんであると思われますが、たとえば『30 歳の学生ではどうなのか』あるいは『定職についていない 22 歳ならどうなのか』といった問題があるのです。30 歳、つまり成人してから 10 年が経っているにもかかわらず親の同意書

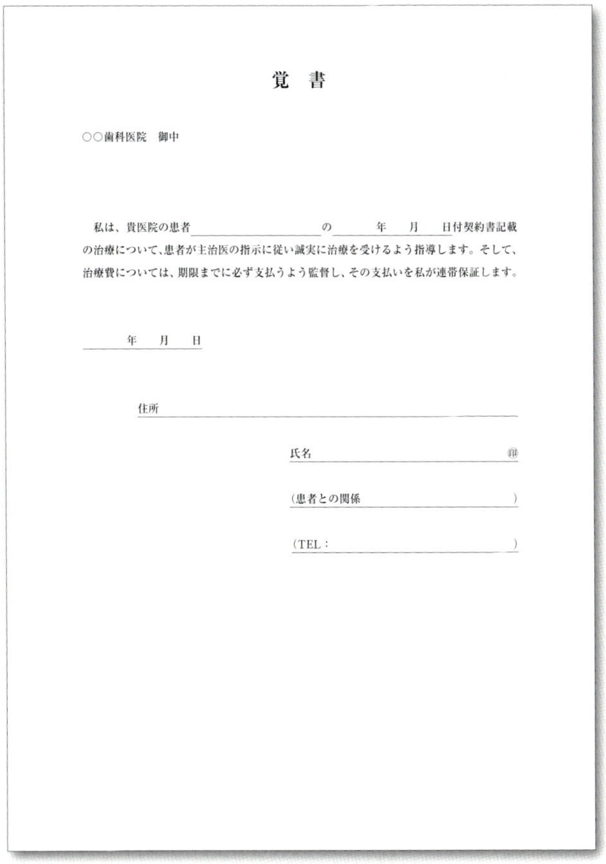

CASE 6
息子の治療費は支払えないと訴える母親

図6-4 連帯保証の覚書の例（原本は152ページ）。

を要求されれば、『未成年扱いされた』と不愉快に感じる患者さんもいるかもしれません。また法的に考えると、患者さんが成年者の場合は親の同意書を取得する必要性がないため、親の同意書を要求する行為をどのようにとらえればよいか、つまり『それは妥当か』という問題があります。

一方、歯科医院が成年者に対し親の同意書の取得で期待する効果は、『治療費の支払いの確実性の確保』であり、また種々のトラブルの予防であるといえます。

2) 代替手段としての連帯保証人の徴求

以上の点を踏まえ検討すると、成年者に対しては親の同意書ではなく、身元のしっかりした人物の連帯保証を求めることこそが、実態に沿っているというべきことになります（図6-4）。

連帯保証であれば、成年者に求めることに法的な不自然さはなく、患者さんも成人扱いされることから納得しやすいでしょう。また連帯保証人であれば、診療報酬を患者さんが支払わない場合に、連帯保証という法的な裏づけを伴って直接に支払いを請求できます。これは、同意書では生じない効果です。さらに患者さんとトラブルが起きた際には仲介をお願いし、またトラブルに伴って生じた費用の賠償を期待できる効果もあります。

もちろん、連帯保証人というと法的な効果の大きさから警戒され、「同意書であれば署名するが、連帯保証人については署名できない」と主張されるケースもあるでしょう。その場合は、その患者さんの支払い能力や、『同意書の取得にとどめても、確実に治療費を支払ってくれそうか』などの事情を総合的に判断し、同意書の取得にとどめる対応をすることも考えられます。

なお、高額の治療行為を行うに際しては、治療費の支払いについての不安を解消するという観点から、報酬の前払いの仕組みの採用、あるいはクレジットカードを活用する方向性も考えられます。これについてはケース5を参照ください。

CASE 7

約束の期日に治療が完了せずクレームが！

Episode of this case
1. エピソード

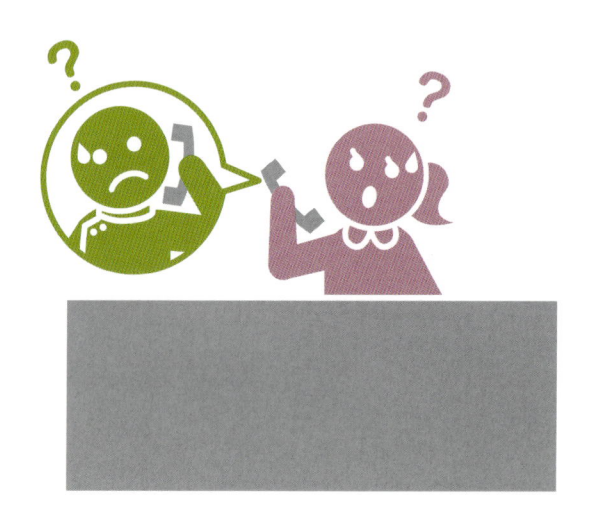

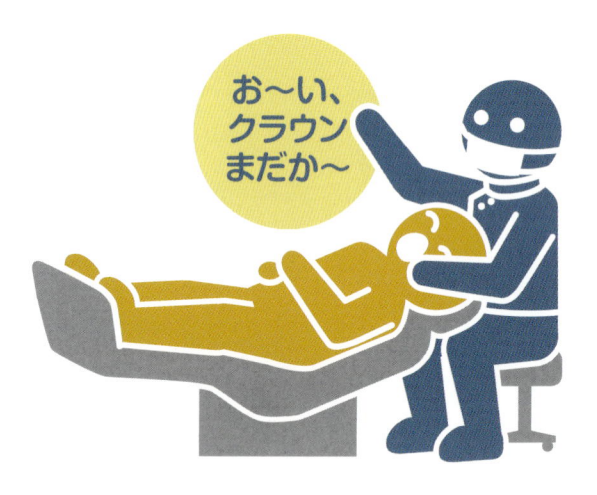

　ケース7の患者さんは審美治療に来院した50代の女性です。患者さんは「ひとり息子の結婚式のために、おもいきって審美治療を受けることにした」とのことでした。明後日の息子の結婚式のために、治療は計画的かつ迅速に進められ、患者さんが息子の話をうれしそうにすることもしばしばみられました。そして今日、いよいよ前歯の補綴物が入る予定です。

　ところが、補綴物はできあがっていませんでした。それどころか歯科技工所は「印象採得した模型すら受け取っていない」と言うのです。「伝票も存在しない」と言うので確認すると、新人スタッフが誤って模型を廃棄してしまったことが予測されました。

　とんだハプニングに、スタッフはオロオロしてしまっています。歯科医師は、やむを得ず患者さんに事情を説明することにしました。すると、患者さんは声を震わせ「息子の結婚式のために一生懸命通院してきたのです！ こんなことになるんだったら、はじめからこの治療はする必要なんてなかったのに！」と怒りをあらわにしました。

CASE 7
約束の期日に治療が完了せずクレームが！

What do you think about this case?
2. あなたならこのケースをどう考える？

Dr.Aの意見

応急的に審美性を回復させるなどして、誠意を示す

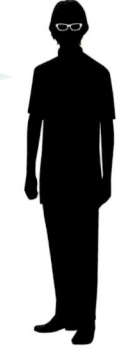

　患者さんの気持ちになれば、怒るのも無理はない。息子の結婚式がなかったら、この治療は受けてなかったのかもしれない。息子の結婚式にはもう審美治療が間に合わないのだから、取り返しのつかないミスである。ここは全面的に歯科医院の責任であり、謝罪の姿勢を示すべきだと思う。おそらく、どんな謝罪をしても患者さんの気持ちは収まらないだろうから、患者満足のための方法を考えてみる。たとえばホワイトニングをし、それに似合った色の仮歯をセットし、応急的に審美性を回復させるなどしてこちらの誠意を示す。治療費をどれだけいただくかは、時間をおき、結婚式が終了してから話し合いの場を持つべきだろう。その際には、応急的な審美性を回復させる措置をしたことを酌んでもらいたいところだ。

Dr.Bの意見

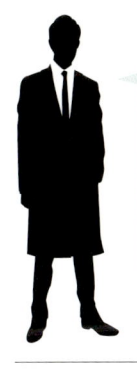

治療費を受け取らず治療を進めることを提案する

　生じてしまったミスは取り戻せない。患者さんの気持ち、やりきれない思いを想像すると、本当に申し訳ないと思う。どんなに頑張ったとしても結婚式には間に合わないので、ここは頭を下げるしかない。信頼を取り戻すことは困難かもしれないが、事情を説明し、理解していただくことを試みる。その際には、こちらの大きなミスなので、治療費を受け取らず治療を進めることを提案せざるを得ないのではないか。『治療費を受け取らない』と提案することで、患者さんの怒りを和らげる効果があるだろう。もっとも、お金で解決できる問題ではないので、こちらの態度が『金で解決すればよい』という不遜な態度だと誤解されないように注意する必要がある。

Dr.Cの意見

二度と同様の事態が生じないよう、患者さんに説明する

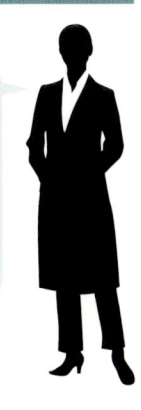

　患者さんの気持ちを考えると残念でならないが、今、どうにかできることではない。ひとまずお詫びをし、結婚式に間に合うのがベストではあったが、将来的にも後悔はない治療であることを伝え、今後のこと（治療の進行について）を相談する。それとともに、なぜこんなことになってしまったか、原因をしっかりと究明することが肝心だろう。このような取り返しのつかない事態が二度と生じないようにする必要がある。原因をしっかり究明し、そのうえで仕組みとして再発防止策を講じる。そして、二度と同様の事態が生じないように再発防止策を講じたことを患者さんに説明すれば、患者さんの怒りも和らぐのではないか。

CASE 7

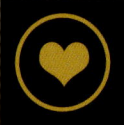

From a psychological point of view
3. 心理学的観点からどう対応できる？

ポイント

1. まず何よりも『患者さんの心情を察する』

このケースは100％歯科医院側の落ち度によるハプニングであり、どのような言葉を投げかけたとしても、患者さんは受け入れてはくれないでしょう。まずは患者さんの心情を察し、謝罪の姿勢を示すことが大切です。

2. 今できることを考え、対処する

歯科医院で最大限できることは何か──ピンチをチャンスに変える発想力と行動力を身につけることが大事です。

3. 事態を招かないためのリスクマネジメントを導入する

同様のハプニングを招かないためのシステムを導入することが求められます。

1. まずなによりも『患者さんの心情を察する』

このケースにおけるDr.A、B、Cの意見として、すべて『謝罪する』という対応が述べられていました。たしかに、謝罪は何よりも必要な対応です。まずこの段階を踏まえずして、こちらがいくらよい提案をしたとしても、患者さんは聞く耳をもちません。

では謝罪に際して、どのような姿勢で臨むべきでしょうか？　ここでは注意すべきポイントを解説します。

1) 単に言葉だけで謝っていませんか？

このケースでは、誰がみても歯科医院の落ち度であることが理解できます。何の言い訳もなく、とにかく謝るしかない──そんな気持ちから「申し訳ありませんでした」を連発したりすることはないでしょうか？　特に、患者さんが話をしているにもかかわらず遮るように「申し訳ありませんでした」を繰り返すと、患者さんには『単に表面的なお詫びの言葉』としか捉えられず、かえって重みを感じません。こちらの誠意や気持ちを伝えるためには、まずは静かに患者さんの話に耳を傾けることが大切です。

2) 患者さんに了解を得ようとしていませんか？

『悪いのはこちら』とは理解しているものの、なぜそのようになってしまったか（このケースの場合は新人スタッフのミス＝新人であったためにミスが生じた）の経緯を患者さんに理解してもらおうと、ついこちらから理由を話してしまうことはないでしょうか？　ハプニングに理由があるがために伝えたい気持ち、また患者さんか

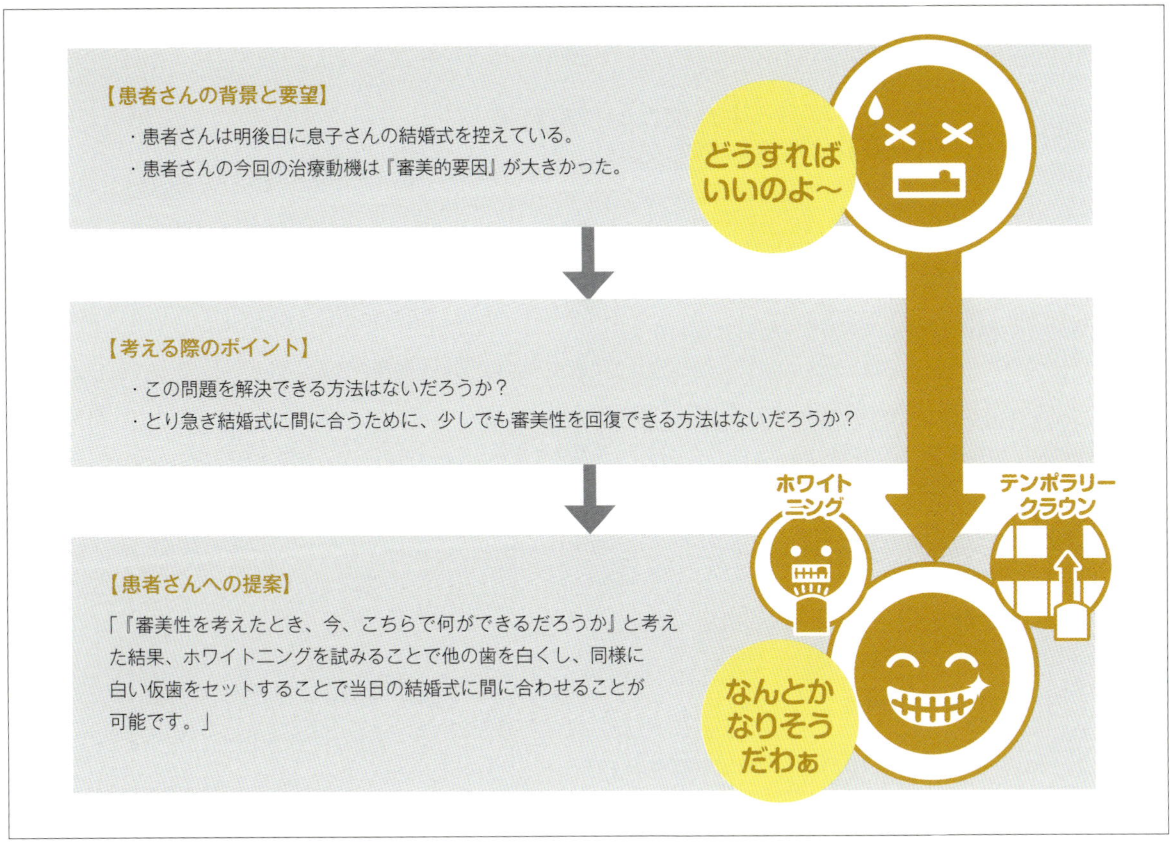

CASE 7
約束の期日に治療が完了せずクレームが！

図7-1 患者さんに提案する際のポイント。

らの信頼を失うのを恐れるがために説明したい気持ちは理解できますが、この状況での患者さんには、かえってマイナスに働きます。患者さんは、どこにもぶつけようのないいらだちを持ち、何の解決法も見出せずにいます。歯科医院側の理由を聴ける心理状態ではありません。

3）すぐに代案を話始めてはいませんか？

このケースでは、どんなにがんばっても息子さんの結婚式には間に合わないという現実があります。ハプニングが生じた際、何事も迅速な対応はすばらしいと思いますが、事務的にすぐに代案を出してしまうと、患者さんにとっては単に『クレーム対応のマニュアル』に準じて対応されていると感じ、そこには気持ちが通い合いません。タイミングを意識しましょう。

Dr.Aの『ホワイトニングの代案』、Dr.Bの『治療費を受け取らない代案』は、いずれもよい提案であると思いますが、どちらも患者さんの状況に合わせ、タイミングをみて提案していくと効果的です。またDr.Cの『今後の相談をする』に関しては、患者心理を考えると、この時点では受け入れてはくれないでしょう。まずは『今、ここで』の患者さんの感情を優先します。

2．今できることを考え、対処する

患者さんの訴えが少し落ち着き、感情がトーンダウンしたことを確認できたら、今度はこちらが話す番です。その際、できるだけ穏やかに話すことを意識します。そして、このようなハプニングの状況下で歯科医院側にできることを考え提案します。その提案が患者さんの要望と一致している、またはより近いものであればベストです。図7-1は、そのポイントです。

患者さんの満足度は100％ではないにしても、ハプニ

CASE 7

【 ハプニング報告書 】

【報告書の目的】

「人の行動は完全ではなく、時にはミスを冒し得るものである」ということが言われています。仕事のなかで、好ましくないハプニングが生じた際、今後そうならないために未然に防ぐことを考えていきたいと思います。

つきましては、日常の臨床のなかで生じた失敗や出来事について記載してください。

なお、報告の目的は、決して個人への批判をすることではありません！ 報告書からよりよいシステム構築をしていくことを目的にしていますので、どうぞ安心して真実を伝えてください。

報告者氏名：　　　　　　　　　患者氏名：
臨床経験年数：　　　年　　　か月（備考：　　　　　　　　　　　）
発生日時：　　　年　　月　　日（　）・午前／午後　　時　　分
責任者への報告：誰（　　　　　　　）に、いつ頃（　　時　　分）

①どのような状況で何が起こりましたか？（時間経過に沿って記入してください）

> 生じたハプニングに関して、誰が読んでもわかりやすいように記載します。

②そのことに関して、どのように対応しましたか？

> そのとき、実際に対応した内容に関して記載します。

③問題発生の主な原因には、どのようなことが考えられますか？

> なぜ、そのようなハプニングが生じたのか、その原因を追究します。

④今後、このようなことが生じないようにするには、どのようにしたらよいと考えますか？
（具体的かつ明確な提案を考えてください）

> ここでは、今後、同様な事態を起こさないために、どうしたらよいかの方法を考えます。
> 具体的かつ明確に提案します。それを院内のシステムとして取り入れることで、組織の質の向上に繋がります。

図 7-2　ハプニング報告書（原本は 153 ページ）。

CASE 7
約束の期日に治療が完了せずクレームが！

ングの状況下でこちらが最大限できることを考えて提案する姿勢こそが患者さんに響きます。

人は全能ではないこと、時にはミスも起こり得ること、生じてしまったことは戻ってこないことを、患者さんも頭のなかでは理解しています。そんななか、こちらの対応によってそのミスを許せるのか、もしくは許しがたいものなのかを決定づけます。

サポートにあたってすべきことは、『今、患者さんが困っていることを、何らかの方法で解決できることはないだろうか？』『少しでも見通しをつけるには、どうしたらよいだろうか？』ということを、患者さんに寄り添い一緒に考えることです。患者さんに少しの希望を与えることができれば、再び進む意欲が出てきます。患者さんからの信頼は、こうして回復していくことでしょう。

3. 事態を招かないための リスクマネジメントを導入する

今後、このようなハプニングは避けたいものです。しかし人は全能ではなく、ミスを犯し得るものです。それを限りなく回避していくためには、こうした体験を通して学習し、教訓として活かしていくことが大切です。

そこで、ハプニングを未然に防ぐために、ハプニングから学ぶ『ハプニング報告書（図7-2）』の導入をお勧めします。スタッフ1人1人が生じたハプニングに対してしっかりと向き合い、原因を追求し、今後同様のハプニングを招かないためにはどうするべきかを考え、提案し、実行していきます。さらに実践を振り返り、再び改善点を模索します。こうしたプロセスを通して院内独自のマニュアルがつくられ、それは歯科医院の宝となって受け継がれていくことでしょう（図7-3）。

体験こそが大きな学習となって身につきます。体験学習は、やがて新たな仕事の能力として役立つことでしょ

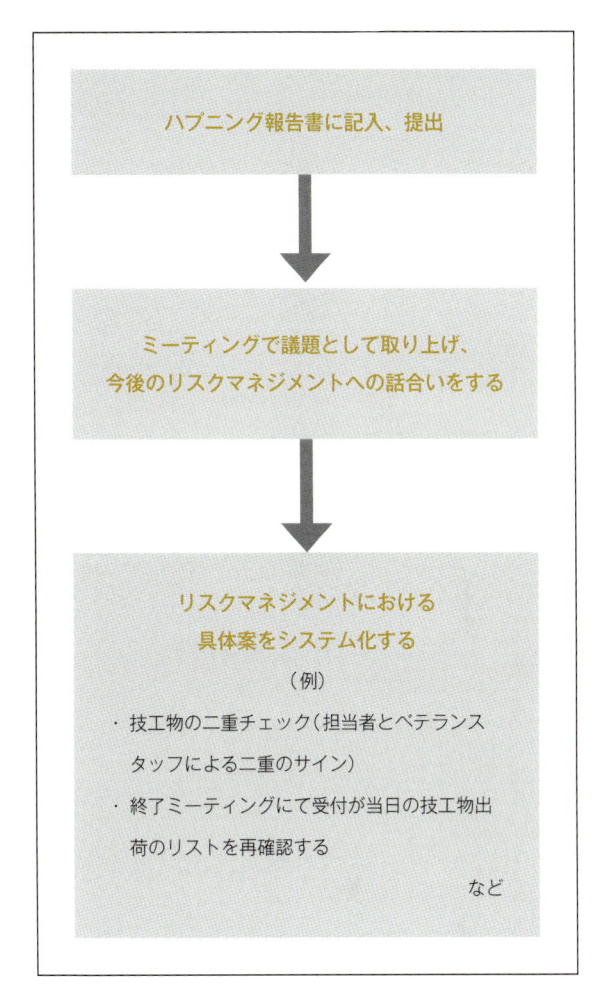

```
┌─────────────────────────┐
│  ハプニング報告書に記入、提出  │
└─────────────────────────┘
           ↓
┌─────────────────────────┐
│ ミーティングで議題として取り上げ、│
│今後のリスクマネジメントへの話合いをする│
└─────────────────────────┘
           ↓
┌─────────────────────────┐
│    リスクマネジメントにおける    │
│    具体案をシステム化する     │
│         （例）          │
│・技工物の二重チェック（担当者とベテランス│
│ タッフによる二重のサイン）      │
│・終了ミーティングにて受付が当日の技工物出│
│ 荷のリストを再確認する        │
│              など │
└─────────────────────────┘
```

図7-3 『ハプニング報告書』を軸にしたリスクマネジメントの流れ。具体案は、システム化し一定期間を決め試します。機能しているか否か、問題がないかを再度ミーティングで話し合い、改善が必要な際はバージョンアップしたシステムを、なければ院内マニュアルとして位置づけます。

う。歯科医院内でのハプニングが生じた際には、積極的に報告書に記載するよう促してください。ハプニング報告書の目的は、今後のハプニングを回避するためのリスクマネジメントであり、けっして個人を批判するものではありません。歯科医院の質の向上を目指し、ぜひ積極的に取り組まれることを推奨します。

CASE 7

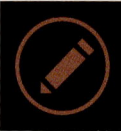

4. 法的観点からどう対応できる？
From a legal point of view

ポイント

1. 歯科診療契約の法的性質を知る

歯科診療契約では、『適切な治療行為を行うこと』が契約上の義務であり、疾患の完治は契約上の義務ではありません。また、治療計画は目安であり、計画どおりに進まなかったからといって、ただちに法的責任が生じるわけではありません。

2.『期限を特別に合意していた場合』の対処法を知る

治療の期限を特別に合意していた場合、過失行為によりこの期限に間に合わなかったときは、債務不履行となる恐れがあります。債務不履行となった場合には、患者さんは、場合により歯科診療契約を解除することができます。
このケースでは、謝罪したうえで、治療を継続するか、患者さんの意向を確認すべきです。そして意向に従い対応します。なおここでは、結婚式のため、無料での応急的な審美性を回復させる処置を積極的に提案すべきでしょう。

3. 再発防止策を講じる

うっかりミスが発生した場合は、原因を究明し、再発防止策を講じるべきです。そして患者さんに、改善した結果を伝えることが望ましいといえます。

1. 歯科診療契約の法的性質を知る

1) 歯科診療契約は準委任契約

歯科診療契約は、ケース3で述べたとおり、民法上の契約の類型では『法律行為でない事務の委託』として、準委任契約（民法656条）であると考えられています。

2) 準委任契約たる歯科診療契約のポイント

準委任契約たる歯科診療契約は、患者さんが、治療行為を医院の開設者たる歯科医師などに委託し、その歯科医師などがこれを承諾することで成立します。ポイントは、あくまで治療行為を信頼して委託し任せるのであって、契約の内容として『疾患の完治などの結果を請け負っているわけではない』ということです。すなわち、適切な治療行為を行うことが契約上の義務、契約の内容となります。

3) 通常の治療計画について

治療に先立ち、治療計画を立てたとしても、通常であ

ればそれは目安にすぎません。そのため、その計画どおりに進まなかったからといって、歯科医師側にただちに法的責任が生じることはありません。歯科医師としては、適切な治療行為を行っていれば、事情により事前のスケジュールどおりに治療が進まなくともよいわけです。

2．『期限を特別に合意していた場合』の対処法を知る

1）期限に間に合わない場合の債務不履行

ここまでの解説は、原則論です。このケースでは特別の事情があります。すなわち、患者さんとのあいだで、息子の結婚式に間に合うようあらかじめ計画して治療計画が立てられているのです。このようなケースでは、『息子の結婚式に間に合うよう治療すること』が、特別の合意として患者さんとの契約事項となっていると考える余地があります。

この場合、歯科医院側の過失行為によりこの期限に間に合わなかったときには、歯科医院側の債務不履行、すなわち契約違反ということになります。

2）債務不履行に基づく契約解除

この契約違反の結果、契約をした目的を達することができなくなった場合には、患者さんは歯科診療契約を解除することができます。患者さんとしては、契約の目的が達せられなくなったのであれば、契約を維持する必要性がありません。そこで解除できるというわけです。

このケースでは、患者さんは息子の結婚式のために治療を受けてきたことが明確であり、かつ、歯科技工所が印象採得した模型すら受け取っておらず、その原因として新人スタッフが誤って模型を廃棄したことが疑われる状況なので、歯科医院側の過失によりその期限に間に合わなかったことが明らかです。つまり、『歯科医院側の過失により契約の目的が達せられなくなった』といえそうです。そうだとすれば、患者さんは法的には歯科診療契約を解除できると考えられます。もっともこのケースでは、契約解除のうえで治療を中止することは、歯の状態を治療の開始前の状態に復元することができないであろうことから、現実には難しいでしょう。

また、患者さんが契約を解除した場合、途中まで進んだ治療の処理についてはもちろん、報酬の処理も問題となります。患者さんが治療をするきっかけとなったのは、息子の結婚式といえます。しかし一方で、現在までに治療が完了した部分の審美治療があれば、その効果は息子の結婚式が終了した後においても享受することができます。そこで、患者さんが契約を解除し治療継続を止めたとしても、現在までに治療が完了した部分の報酬の一定割合については、患者さんに請求できる余地があるのです。

『実際に治療費が請求できるか』『できる場合は、どの程度の治療費を請求できるか』ですが、ケースバイケースであり、患者さんとの話し合いによるべきと思われます。とはいえ、歯科医院側の不手際により患者さんに迷惑をかけていることは事実ですので、治療費の請求を納得してもらうことは難しいかもしれません。

3）契約を維持し治療を継続する場合

患者さんが契約の解除はせず、そのまま治療の継続を求めてくるケースもありえます。審美治療の効果は結婚式のみならず日常生活においても享受でき、途中まで進んだ審美治療の処理の問題もあることから、治療の継続を求められるケースがほとんどかもしれません。

その場合、患者さんが契約を解除せず治療を継続したことから、歯科医院側は法律上、治療費の全額を請求できるとも考えられます。しかし、目的であった結婚式までの治療の完了が歯科医院側の過失により達せられなかった事情があるので、患者さんが治療費の全額支払いを納得しない場合は、一定の減額に応じざるを得ないでしょう。

この点について、患者さんから「支払いを全額免除してくれ」との申し出があるかもしれません。しかし、治療が完了した場合において治療費全額を免除するべきではありません。全額免除の申し出があった場合には、一定額の減額までしかできないことを伝え、話がまとまらない場合は弁護士などの第三者に相談すべきです。

CASE 7

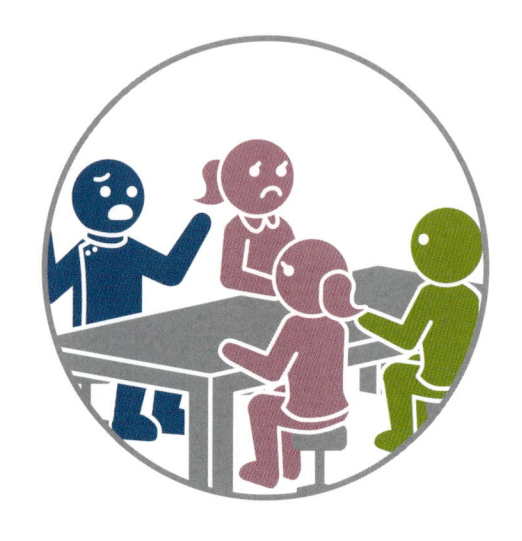

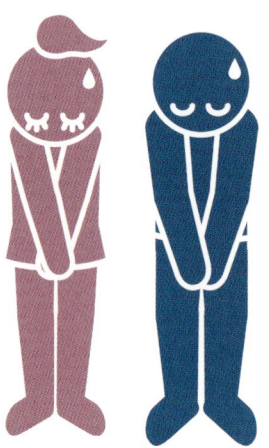

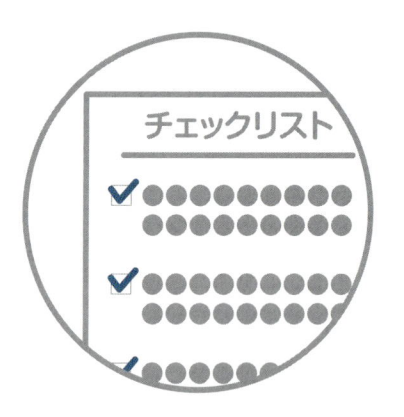

4）取るべき対応

　以上を踏まえ、歯科医院側としては、まず非があるのは歯科医院側であることを前提に、謝罪したうえで、治療についてこのまま継続するか、患者さんの意向を十分に確認するべきです。そして患者さんの意向に従い、『診療契約を解除する』のであれば治療部分の処理や治療費の精算について協議し、『治療を継続する』のであれば継続し、それと並行し必要に応じ一定の治療費の減額を協議することになります。

　なお患者さんには、結婚式のために『無料での応急的な審美性を回復させる処置』を積極的に提案すべきでしょう。たとえば、無料でホワイトニングを行い、それに似合った色の仮歯をセットするなどし、応急的な処置を行うのです。このような対応は、患者さんに歯科医院側の誠意を示すことになり、患者さんの怒りを静め理解を得ることにつながるので、積極的に提案すべきと考えます。

3．再発防止策を講じる

　うっかりミスが発生した場合は、単にミスをした人を注意するにとどまらず、その原因を究明したうえで院内で共有し、再発防止策を講じるべきです。その積み重ねが取り返しのつかないミスを予防することに繋がり、提供する医療の質の向上に結びつきます。

　このケースでは、新人スタッフが誤って模型を廃棄してしまったことが予測される状況ですが、新人スタッフの個人責任だけ捉え、そのスタッフに「今後はミスのないように」と告げるのみで済ませるべきではありません。そうではなく、『そのようなミスが起こった原因』および『そのミスをなぜ第三者がチェックできなかったか』、さらに『今後そのようなミスが生じないための仕組みを構築できないか』を、院内で議論し対策を講じるべきでしょう。

　対策を講じたら、「このように改善し、二度とないようにします」と、患者さんに改善した結果を伝えることが望ましいといえます。

コラム2
インターネット上の誹謗中傷について

Column
From a legal point of view

1．集客におけるインターネットの重要性

ご存じのとおり、インターネットは日常生活の重要なツールとなっています。患者さんが歯科医院を探す際にも、まずはインターネットで検索し、近所の歯科医院のホームページを読み比べたり、あるいは口コミサイトを調べてみたりすることが少なくないと思われます。そのため、インターネットによる集客に力を入れている歯科医院も多数あります。

2．インターネット上の歯科医院に対する誹謗中傷

歯科医院の頭を悩ませるのが、歯科医院に対するインターネット上の誹謗中傷です。歯科は、患者さん個人の身体を扱うため、他の業種に比し強度のクレームが発生しやすい業種です。患者さんとの信頼関係が崩れてしまった結果、インターネットの匿名掲示板などに、その歯科医院の根も葉もない悪口を匿名で徹底的に書かれることも稀ではありません。また、患者さんを装いつつ、退職したスタッフや知人が悪口を書いているケースも多いです。このような書き込みがなされると、その歯科医院の信用が毀損され、売り上げの減少に結びついてしまうことが懸念される状況となります。

歯科医院に対する誹謗中傷の特徴は、院長への個人攻撃となるケースが多く、およそ歯科治療とは無関係な誹謗中傷がなされがちであるということです。

3．誹謗中傷に反論する書き込みはしない

こういった誹謗中傷は、まさに院長への人格攻撃ですから、落ち着いて対応することは難しく、その結果その誹謗中傷に対し「事実無根である」などと、その匿名掲示板などに慌てて反論を書き込んでしまうケースがあります。しかし、これは『してはならない対応』と心得るべきです。なぜなら、反論を書き込んだ場合、それが正当な反論であっても、相手方のさらなる誹謗中傷を誘発する結果に繋がるだけで、事態が悪化する危険性が大であるためです。

4．誹謗中傷は原則として無視する

ではどうするかということですが、原則として匿名の誹謗中傷は無視し放置することをお勧めします。

誹謗中傷は、それが名誉毀損などに当たれば、弁護士に依頼し法的な手続きを踏むことで書き込みの削除、書き込みを行った人物の特定、さらにはその人物から損害の賠償を受けることができるケースがあります。しかし、法的な手続きには多大な時間と大きなコストがかかり、歯科医院側の請求が認められる保証もありません。さらに、誹謗中傷は書き込みにより簡単に行えてしまうため、法的な手続きを踏むことで相手方を刺激し、さらなる誹謗中傷を招いてしまうケースも少なくありません。

なお、インターネット上の誹謗中傷について、その削除などを取り扱う業者が多数存在します。しかし、信用性が乏しい業者もあり、コストもかかることから、利用はお勧めしません。

5．誹謗中傷の程度がひどい場合は警察へ相談する

以上の次第で、匿名の誹謗中傷は無視し放置することをお勧めしますが、誹謗中傷の程度が著しくひどいケース（殺人予告や犯罪者のレッテルを張るなど）では、管轄の警察署へ相談し、告訴をすべきです。警察が介入し、捜査により書き込みを行った者を突き止め、刑罰を背景にその者の事情聴取などをすることで、すでになされた誹謗中傷の書き込みの削除および今後の誹謗中傷行為の抑制が期待できます。

なお、警察への告訴を検討している場合は、警察へ相談する前に、まずは弁護士に相談することをお勧めします。警察へ持参する事情説明書などの作成のアドバイスやチェックをしてもらいましょう。そして、警察への相談に同行してもらってください。その後の警察での手続きがスムーズになります。

CASE 8

保険証の受け渡しミス

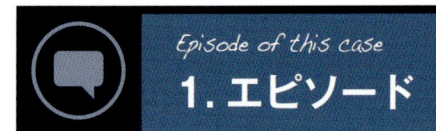

Episode of this case
1. エピソード

私の保険証じゃない!

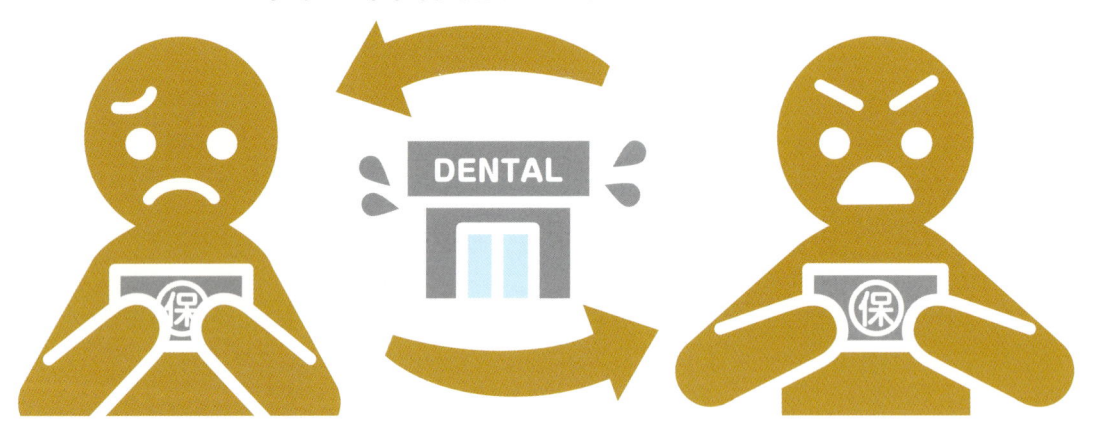

　ケース8は、新患が重なり、そこに電話が入るなど、とても慌ただしい状況の受付でのハプニングです。

　受付スタッフは、院長からの信頼も厚いベテランのスタッフであり、患者さんをできるかぎりスムーズに扱うよう力を尽くしますが、次から次へと来る患者さんや電話への対応で、文字どおり『あっぷあっぷ』になっています。しかし、たくさんの患者さんが来院し、忙しさでまるで戦場のようになっている歯科医院内では、だれも受付のサポートにまわることができません。

　そんななか受付スタッフが、うっかり間違えて、20代女性の患者さんの保険証を30代女性の患者さんに渡してしまいました。患者さんもまた、受け取った保険証を確認することなくそのまま帰宅してしまいました。その後、一方の患者さんから「保険証が私のものではないのですが」との電話があり、保険証の受け渡しミスが判明しました。

　受付スタッフは冷や汗をかきながら、「申し訳ございません」と対応します。個人情報だけに患者さんから不安の声が上がり、歯科医院としても信頼を失ってしまうことが懸念されます。

　患者さんは2人とも初診ということもあり、はじめて来院した歯科医院での重大ミスに非常にナーバスになっています。

CASE 8
保険証の受け渡しミス

2. あなたならこのケースをどう考える？
What do you thik about this case?

Dr.Aの意見
業務の運営方法を見直した方がよい

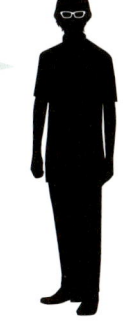

　個人情報の管理の重要性が問われているなか、避けたいミスが生じてしまった。また、患者さんの連絡によりミスが判明したことは、患者さんの不安やいらだちをさらに高めてしまったと思う。忙しさのなかでのミスとはいえ、言い訳は立たず、100%こちらのミスには違いないので、患者さんには深く謝るしかない。保険証は、できるだけ早く回収する必要がある。
　この歯科医院は、業務の運営方法に問題があるのではないか。忙しいことは結構だが、それが原因となってミスが生じてしまっては駄目である。スタッフに過重な業務を担わせないよう、業務量をコントロールできる体制を検討するべきだろう。

Dr.Bの意見
きちんと謝罪をし患者さんどうしでの守秘を約束してもらう

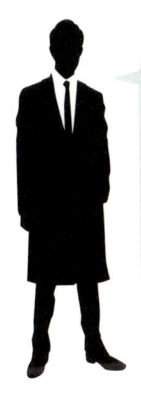

　どこの歯科医院でも、類似したミスは一度は経験しているのではないだろうか？このケースでは、初診の患者さんということなので、歯科医院への信頼はまだまだ確立していない状態であろう。それに加え、ナーバスな患者さんであるとしたら、歯科医院に対する不信がこれから続いてしまう恐れがある。そうならないために、『こちらのミス』であることを認め謝罪したうえで、お互いの患者さんに、『相手の個人情報の守秘』をすみやかに丁寧にお願いしてはどうだろうか。患者さんは、患者さんどうし、お互いに守秘を約束し、自分の情報が漏れないということがはっきりわかれば、不安が軽減されるのではないか。またそのような対応を迅速に行うことが、信頼回復につながると思う。とにかく、このようなミスが起きたときは、謝罪を尽くしたうえで、患者さんに秘密が漏れないようすぐに丁寧にお願いすること、これが一番の解決方法である。

Dr.Cの意見
患者さんに対する注意喚起も必要

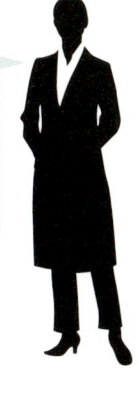

　こちらのミスには違いないが、受付スタッフには悪意はない。人間である以上、こうしたミスは起こりうるものである。スタッフへの注意喚起はもちろん必要だが、それだけではこのようなミスはなくならない。ミスをさらに減らすために大事なことは、今後、このようなことが生じないように、患者さんにも確認してもらうことだと思う。具体的には、待合室などに『注意事項』として、保険証を受け取った際、間違いはないか否かを患者さん自身にも確認してもらうよう促すことで、ミスを軽減していくことを目指す。また迷惑をかけた患者さんに向けても、信頼を回復するために、今回のことを通して学んだことに感謝して「当医院ではこのようなことをしていきます」と報告するべきであろう。

CASE 8

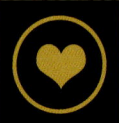

From a psychological point of view
3. 心理学的観点からどう対応できる？

ポイント

1. 返却ルートを考え、迅速に対応する

保険証は重要な個人情報だけに、第2のトラブルを招かないよう、できるだけ迅速に対応しなくてはなりません。状況を判断した行動力が求められます。

2. 患者さんの心理的安心を約束する

お互いに初診の患者さんどうしとあって、『個人情報が他に渡った』というハプニングは大きな不安を招きます。患者さんの心理的安心を約束します。

3. 事態を招かないためのリスクマネジメントを導入する

今後、このようなハプニングを招かないために、リスクマネジメントの観点からシステムを構築しなければなりません。

---

1. 返却ルートを考え、迅速に対応する

保険証は重要な個人情報だけに、見知らぬ人に手渡ってしまったとなると、患者さんの不安も大きいでしょう。深くお詫びを添え、できるだけ迅速に対応しなくてはなりません。その返却ルートを考え、状況に応じて判断し、すみやかに行動に移します。

なお、歯科医院側のミスであることから、原則的に患者さんに持ってきてもらうという提案はすべきではありません。生じてしまったハプニングに対して、いかに迅速かつ適切に対応できるかを考え、誠意を持って行動していくことが望まれます。

1) その日のうちに返却が可能な場合

歯科医院から患者さん宅までの距離を考えたとき、取りに伺うことが可能な範囲内であれば、すぐに向かうとよいでしょう。両者ともに行き来できる範囲内ならば、その日のうちに返却し、それぞれの患者さんの手元に戻せることがもっとも理想です。

その際、簡易的なもので構いませんので『確認書』を準備して向かうといいでしょう（図8-1）。確認書は状況に応じて、急いでいるときには手書きでも構わず、歯科医院の名刺の裏に書いてもいいでしょう。その際は深くお詫びを入れ、「急いで参りましたので、正式な書類ではありませんが、大切な保険証ですので、ご確認いただきましたら、こちらにサインをしていただけますか？」とお伺いするといいでしょう。確認書は、保険証が無事、患者さんの手元に戻ったことを示すも

CASE 8
保険証の受け渡しミス

[図: 確認書の例]

- 患者さんの氏名を記載します。
- 必ず日付を入れ、担当者の氏名を記載します。
- 保険証を返却した際、患者さんに署名をしていただきます。
- 患者さんにサインしていただきます。

確認書

田中花子 様

本日は大変ご迷惑おかけいたしましたことを深くお詫び申し上げます。
とり急ぎ保険証をご返却いたしましたので、ご確認の程、よろしくお願い申し上げます。

平成25年9月1日
医療法人社団 信和会
ミズキデンタルオフィス

担当者氏名：高橋

お受取りのご署名：田中花子

保険証のご返却をいたしました。
ご確認をお願い申し上げます。

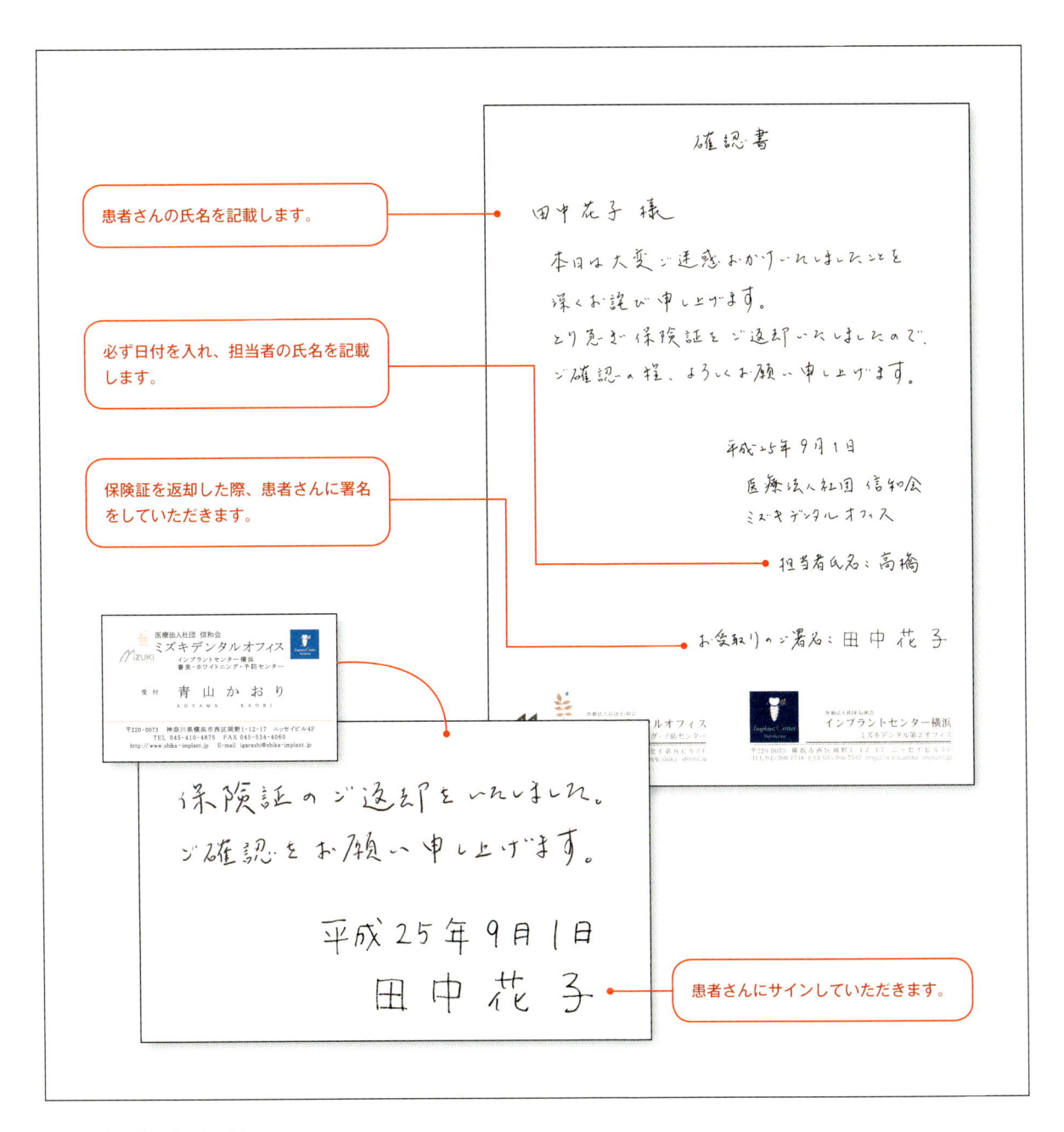

平成25年9月1日
田中花子

図8-1　簡易的な確認書の例。

ので、それぞれの患者さんに署名してもらい、院内に持ち帰ります。

2) 郵送での返却を希望された場合

直接返却することが難しい場合は、郵送での返却を提案します。その際、『書留速達』にて返却するようお願いし、後で歯科医院支払いとするとよいでしょう。

それぞれ歯科医院に届いた保険証は、すみやかに患者さんにお届けします。歯科医院側からも同様に書留速達にてお返しします。その際は、「先程、書留速達にて郵送いたしました。明日にはお手元に届きますので、ご確認をお願いします」と電話にて患者さんに一報を入れるとよいでしょう。

87

CASE 8

個人情報の守秘のお願い

　この度は当院の不注意から、お二人には大変ご迷惑をおかけいたしましたことを、深くお詫び申し上げます。以後、このようなことがないよう日々努力して参りたいと深く反省いたしております。
　大変恐縮ではございますが、ここでお願いがございます。保険証は大切な個人情報でもございます。間違えてお渡しいたしました保険証の個人情報に関しまして、どうか守秘をしていただきますようお願い申し上げます。

心からお詫び申し上げますとともに、個人情報の守秘をここにお願い申し上げます。

＊＊年＊＊月＊＊日
◆◆歯科医院
院長 ＊＊＊＊＊＊＊＊＊＊＊

上記の内容をご理解いただけましたら、ご署名をお願い申し上げます

＊＊年＊＊月＊＊日
ご署名：＊＊＊＊＊＊＊＊＊＊＊＊＊＊＊＊＊＊

図 8-2　個人情報の守秘のお願い（原本は 154 ページ）。

2. 患者さんの心理的安心を約束する

　あってはならないミスですが、生じてしまった出来事にはしっかりと向き合い、患者さんの不安軽減を目指し最大限の努力をしていかなくてはなりません。このケースの場合、両者ともに初診の患者さんであることが大きなポイントです。Dr.B の意見のように、長く来院してくれている患者さんと異なり、信頼関係は構築されていない状態です。それだけに患者さんはナーバスになってしまうのも無理はありません。Dr.B の『守秘をお願いする』という提案は、非常に有効であると考えます。できれば文書（図 8-2）で交わすことで、その意義は高くなると考えます。内容は重々しくする必要はありませんが、お互いに相手の個人情報を漏らしたり利用することがないように約束を交わしていただくことで、患者さんに心理的安心を得てもらいます。

　なお署名済の文書は、コピーをして患者さんにも渡します。

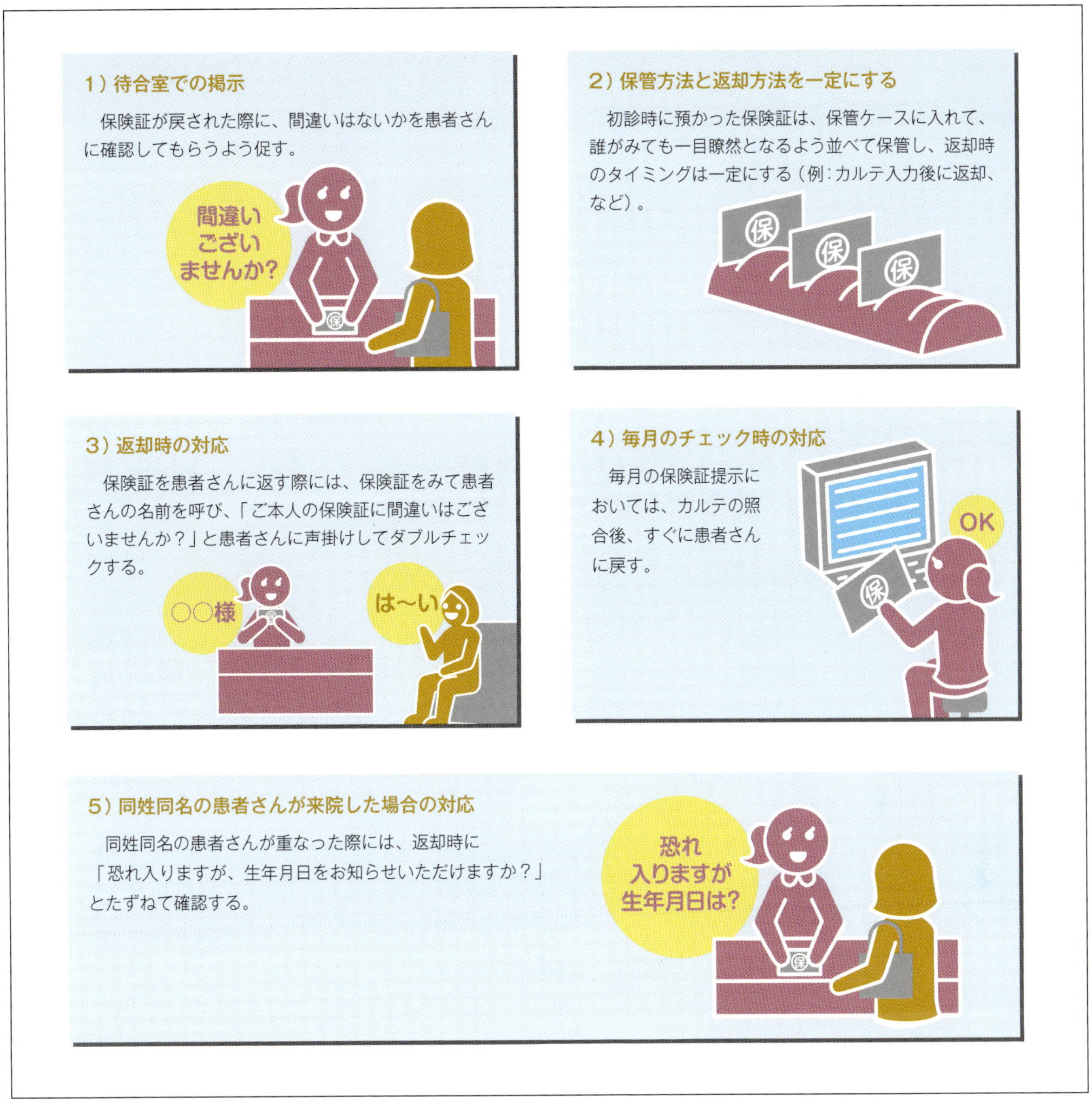

CASE 8
保険証の受け渡しミス

1）待合室での掲示
保険証が戻された際に、間違いはないかを患者さんに確認してもらうよう促す。

2）保管方法と返却方法を一定にする
初診時に預かった保険証は、保管ケースに入れて、誰がみても一目瞭然となるよう並べて保管し、返却時のタイミングは一定にする（例：カルテ入力後に返却、など）。

3）返却時の対応
保険証を患者さんに返す際には、保険証をみて患者さんの名前を呼び、「ご本人の保険証に間違いはございませんか？」と患者さんに声掛けしてダブルチェックする。

4）毎月のチェック時の対応
毎月の保険証提示においては、カルテの照合後、すぐに患者さんに戻す。

5）同姓同名の患者さんが来院した場合の対応
同姓同名の患者さんが重なった際には、返却時に「恐れ入りますが、生年月日をお知らせいただけますか？」とたずねて確認する。

図8-3　ミスを軽減するためのマニュアルを徹底する。

3. 事態を招かないためのリスクマネジメントを導入する

このような重大ミスをなくすよう、歯科医院内でも新たな取り組みをしていくことが望まれます。Dr.Cの『待合室に保険証の名前確認を促す注意事項』を掲示しておくことも効果的だと思います。加えて、受付スタッフの意識強化は重要です。ミスを軽減するためには、マニュアルを徹底することが効果的です。

今回のケースから、図8-3に示すようなマニュアルを考え、すべてのスタッフでその方法を共有しましょう。誰が行っても同じ順序で同じ行動をするように流れを徹底させることで、ミスを最少にすることが可能です。

さらに、マニュアルに加え普段から声掛けの習慣や保険証の受け渡しの際に意識を向ける習慣を身につけておくことで、間違い防止に役立つことでしょう。

CASE 8

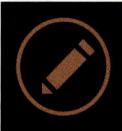

4. 法的観点からどう対応できる？
From a legal point of view

ポイント

1．個人情報保護法について理解する

このケースでは、本人の同意を得ず、個人情報の記載のある保険証を第三者に提供してしまっています。これは、利用目的の達成に必要な範囲を超えて個人情報を取り扱ったといえるので、個人情報保護法違反です。ただし、個人情報保護法上の罰則の適用はありません。

2．プライバシー権侵害による民事責任について理解する

個人情報保護法違反の問題とは別に、プライバシー権を侵害したとして、不法行為（民法709条）などにより患者さんへの賠償責任を問われることが考えられます。プライバシー権侵害に伴う慰謝料は、たとえば110万円といった金額になり得ることを認識し、軽く考えることのないよう留意すべきです。

3．守秘義務違反について理解する

歯科医師、歯科衛生士、歯科技工士は、守秘義務を負っており、正当な理由なく業務上取り扱った秘密を漏らすと秘密漏示罪に問われます。もっとも、故意に秘密を漏らしたことが要件ですので、このケースでは当たらないでしょう。

4．取るべき対応を理解する

ただちに患者さんに連絡し、保険証を回収し、持ち主に返却することが大切です。そのうえで謝罪し、個人情報を第三者に開示しないよう求めることになります。患者さんから金銭請求を受けた場合には、弁護士などの専門家に相談すべきです。

1．個人情報保護法について理解する

1) 個人情報とは

このケースでは、患者さんの氏名や住所などの記載のある保険証を第三者に交付してしまっているため、『個人情報の保護に関する法律』（以下『個人情報保護法』といいます）との関係が問題となります。

個人情報保護法は、個人情報の適正な取り扱いに関し、個人情報を取り扱う事業者の遵守すべき義務などを定めることなどにより、個人情報の有用性に配慮しつつ、個人の権利利益を保護することを目的とするものです。

個人情報保護法は、『個人情報』について以下のように定義しています。

> **個人情報保護法2条1項（定義）**
> ○この法律において「個人情報」とは、生存する個人に関する情報であって、当該情報に含まれる氏名、生年月日その他の記述等により特定の個人を識別することができるもの（他の情報と容易に照合することができ、それにより特定の個人を識別することができることとなるものを含む。）をいう。

2) 個人情報の適正取り扱いの要請

個人情報保護法は、取り扱う個人データの数が過去6か月に一度も5,000件を超えたことがない小規模事業者では、個人情報保護法上の義務などを負わないとしています（個人情報保護法2条3項5号、個人情報の保護に関する法律施行令2条）。

しかし、厚生労働省の『医療・介護関係事業者における個人情報の適切な取扱いのためのガイドライン』（以下『ガイドライン』といいます）は、このような個人情報保護法による義務などを負わない歯科医院に対しても、個人情報保護法に基づく個人情報の適正な取り扱いの確保に関する活動を支援するためのガイドラインの遵守を求めています。したがって歯科医院は、取り扱う個人データの数に関わらず、ガイドラインに沿った個人情報の管理、すなわち個人情報保護法に基づく個人情報の適正取り扱いが期待されているといえます（以下では、このケースの歯科医院は個人情報保護法の適用を受けるものとして検討を進めます）。

3) 個人情報保護法違反

個人情報保護法16条1項は、あらかじめ本人の同意を得ないで、利用目的の達成に必要な範囲を超えて個人情報を取り扱ってはならないと定めています。ただし個人情報保護法16条3項は、禁止規定の例外として個人情報を取り扱うことができる場合について、以下の4点を定めています。

①法令に基づく場合。
②人の生命、身体または財産の保護のために必要がある場合であって、本人の同意を得ることが困難であるとき。
③公衆衛生の向上または児童の健全な育成の推進のために特に必要がある場合であって、本人の同意を得ることが困難であるとき。
④国の機関もしくは地方公共団体またはその委託を受けた者が法令の定める事務を遂行することに対して協力する必要がある場合であって、本人の同意を得ることにより当該事務の遂行に支障を及ぼすおそれがあるとき。

以上の例外に当たらないにもかかわらず、利用目的の達成に必要な範囲を超えて個人情報を取り扱うと、個人情報保護法違反となります。もっとも、個人情報保護法に違反した場合、それでただちに罰則の対象となるわけではありません。主務大臣（歯科医院の場合は厚生労働大臣）により、報告の徴収（個人情報保護法32条）、助言（個人情報保護法33条）、勧告および命令（個人情報保護法34条）などがあり、それに違反などした場合にはじめて罰則の対象となるのです。

4) 事例の検討

このケースでは、本人の同意を得ずに患者さんの個人情報の記載のある保険証を第三者に提供しており、利用目的の達成に必要な範囲を超えて個人情報を取り扱ったといえます。そして上述の4つの例外にも当たらないので、個人情報保護法違反ということになります。もっとも、すでに述べたとおり、それのみでは個人情報保護法上の罰則の適用はありません。

このケースでは当たらないと思われますが、個人情報の漏えいの状況が深刻である場合は、自主的な歯科医院による公表を受け、または患者さんから苦情を受けるなどした行政機関を経由するなどしてマスコミの知るところとなり、マスコミがニュース価値があると判断すれば、報道などされるケースがあります。その場合は歯科医院の経営に深刻な影響を及ぼすので、ただちに罰則が適用されないからといって甘く考えることはせず、個人情報の扱いには慎重を重ねる配慮が求められるというべきです。

CASE 8

2．プライバシー権侵害による民事責任について理解する

1）不法行為などの民法上の責任

患者さんの個人情報を第三者に漏らしてしまった場合、上述の個人情報保護法違反の問題とは別に患者さんのプライバシー権を侵害したとして、不法行為（民法709条）などにより患者さんへの賠償責任を問われることが考えられます。

> **民法709条（不法行為による損害賠償）**
> 〇故意又は過失によって他人の権利又は法律上保護される利益を侵害した者は、これによって生じた損害を賠償する責任を負う。

このケースでは、『他人の権利又は法律上保護される利益』として『プライバシー権』が該当することになります。

繰り返すと、患者さんとの関係では、個人情報保護法違反からではなく不法行為責任などの民法上の責任により、金銭的な賠償責任を問われることになります。

2）プライバシー権とは

『プライバシー権』は人格権の一種であり、『私生活をみだりに公開されない権利』であると考えられています。では何がプライバシーにあたるかというと、先ほど述べた個人情報とは別の概念と考えられており、個人情報に該当する情報がすなわちプライバシー情報にあたるとは考えられていません。

プライバシー情報に該当するための要件として、東京地方裁判所は以下をすべて満たす必要があると判断しました（東京地方裁判所。昭和39年9月28日判決。判例時報385号12頁）。

①私生活上の事実または私生活上の事実らしく受け取られるおそれのあることがらであること。
②一般人の感受性を基準にして当該私人の立場に立った場合公開を欲しないであろうと認められることがらであること、換言すれば一般人の感覚を基準として公開されることによって心理的な負担、不安を覚えるであろうと認められることがらであること。
③一般の人々に未だ知られていないことがらであること。

3）事例のプライバシー権侵害の検討

患者さんの保険証は、渡された経緯からして歯科医院に通院しているという事実が推知され、かつその患者さんの生年月日、住所、職業などの記載があるものです。そのため、保険証に記載されているその患者さんの個人情報は、①私生活上の事実であり、②公開されたくない事柄であろうと認められ、かつ③一般の人々に知られていないことですので、プライバシー情報に該当します。

そうすると、受付スタッフが間違って保険証を交付し、過失により患者さんのプライバシー情報を第三者に公開したとして、不法行為（民法709条）などに基づき、受付スタッフ本人および使用者責任（民法715条1項本文）などにより医院の開設者たる歯科医師（または医療法人）に、一定の賠償責任が生じる可能性があると判断せざるを得ません。

> **民法715条1項本文（使用者等の責任）**
> 〇ある事業のために他人を使用する者は、被用者がその事業の執行について第三者に加えた損害を賠償する責任を負う。

4）賠償金額

賠償すべき金額は、プライバシー権侵害に伴う慰謝料ということになります。このケースでは、漏えいした情報はあくまで保険証の情報であり、どのような治療を受けていたかまでは漏れていません。判例では、『入院していた患者さんの病状や余命などをその病院の看護師が自宅で夫に話したところ、その夫が患者さんの親にその病状や余命などを話してしまった事案で、秘密が漏えいし、その患者さんの親が精神的苦痛を被ったなどとして、金110万円の慰謝料などが認められた』というものがあります（福岡高等裁判所。平成24年7月12日判決。LLI/DB判例秘書登載）。

このケースで『どれほどの賠償金額が認められるか』

はより具体的な事実関係を把握する必要がありますが、プライバシー権の侵害は、たとえば110万円といった金額になり得ることを認識し、軽く考えることのないよう留意すべきです。

もっともこのケースでは、金銭で補償するという視点ではなく、患者さんに誠意を持って謝罪し、理解を得ることがなにより重要でしょう。

3．守秘義務違反について理解する

1) 歯科医師の守秘義務

歯科医師の守秘義務について、刑法に以下の定めがあります。

> **刑法 134 条 1 項（秘密漏示）**
> ○医師、薬剤師、医薬品販売業者、助産師、弁護士、弁護人、公証人又はこれらの職にあった者が、正当な理由がないのに、その業務上取り扱ったことについて知り得た人の秘密を漏らしたときは、6月以下の懲役又は10万円以下の罰金に処する。

以上の条文の文言の『医師』に歯科医師も含まれているというべきなので、歯科医師には刑法上、『秘密漏示罪』という形で守秘義務が課されているといえます。

なおこの秘密漏示罪は、『親告罪』といって告訴がなければ公訴を提起されない犯罪になります（刑法135条）。すなわち、原則、被害者である秘密を漏らされた者が、捜査機関に対し「漏えい者の処罰を求める」との意思表示をしないかぎり、歯科医師が起訴され刑事処罰を受けることはないということです。

2) 歯科衛生士、歯科技工士の守秘義務

同様に、歯科衛生士や歯科技工士にも守秘義務が課されています。

> **歯科衛生士法 13 条の 5**
> ○歯科衛生士は、正当な理由がなく、その業務上知り得た人の秘密を漏らしてはならない。歯科衛生士でなくなった後においても、同様とする。

> **歯科衛生士法 19 条 1 項**
> ○第13条の5の規定に違反した者は、50万円以下の罰金に処する。

> **歯科技工士法 20 条の 2（秘密を守る義務）**
> ○歯科技工士は、正当な理由がなく、その業務上知り得た人の秘密を漏らしてはならない。歯科技工士でなくなった後においても、同様とする。

> **歯科技工士法 31 条 1 項**
> ○第20条の2の規定に違反して、業務上知り得た人の秘密を漏らした者は、50万円以下の罰金に処する。

なお、以上もすべて親告罪であり、告訴がなければ公訴を提起されません（歯科衛生士法19条2項、歯科技工士法31条2項）。親告罪であるかどうかは、実務的にはきわめて重要な点です。

3) 事例の検討

このケースについて検討すると、受付スタッフが保険証をうっかり間違えて交付してしまっています。受付スタッフが歯科衛生士などの法律上の罰則の伴った守秘義務を負う有資格者の場合、秘密漏示罪は『故意に秘密を漏らした』ことが要件の1つとなっていますので、その要件に該当するかが問題となります。

このケースでは『うっかり取り違えて保険証を交付し秘密を漏らしてしまった』のですから、故意に秘密を漏らしたとはいえません。そこで、刑事責任を負うことはないでしょう。また受付スタッフが、歯科衛生士などの法律上の罰則の伴った守秘義務を負う有資格者ではなかった場合には、そもそも秘密漏示罪の対象とはなりません。もちろん受付スタッフが、雇用関係に伴う守秘義

CASE 8

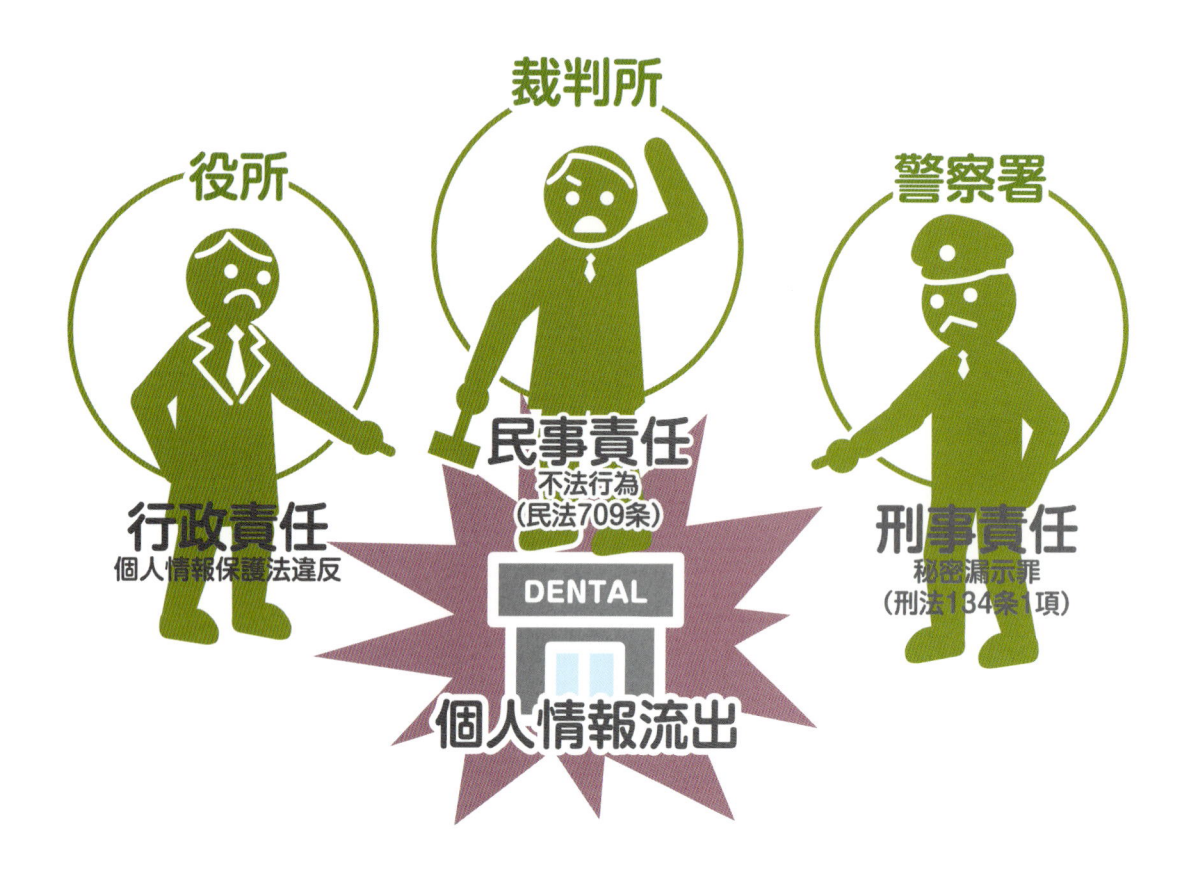

役所 — 行政責任 個人情報保護法違反
裁判所 — 民事責任 不法行為（民法709条）
警察署 — 刑事責任 秘密漏示罪（刑法134条1項）
個人情報流出 DENTAL

務契約などに関連して、その歯科医院の従業員としての守秘義務に違反している可能性はあるでしょう。しかしそれは歯科医院の内部的な懲戒事由などになったとしても、刑法上の秘密漏示罪とは別の問題です。

4．取るべき対応を理解する

1）保険証の回収と事情説明

まず大切なことは、ただちに双方の患者さんに連絡し、事情を説明のうえ、深く謝罪し、すみやかに保険証を回収することです。そして、回収した保険証を持ち主に返却することです。あわせて、第三者の保険証を受け取った患者さんに対し、誤って交付された保険証に記載されていた個人情報について、第三者に開示などしないようお願いする必要があります。

保険証の回収の具体的な方法としては、近隣であれば、患者さんの意向を踏まえたうえで自宅などに直接うかがうことが望ましいといえます。しかし、遠方である場合や患者さんが望まない場合は、郵送によるやり取りを行わざるを得ません。その場合は、患者さんに保険証を入れて返送してもらうための切手を貼った封筒などを郵送し、書留郵便でやり取りをすることが考えられます。

2）再発防止策

今後このような事態が生じないよう、受付スタッフに注意を促すだけではなく、チェック体制を強化し、仕組みとして再発防止策を講じられないか検討するべきでしょう。マニュアルを再点検し周知徹底するなどの再発防止策を講じた場合は、患者さんに対策を講じた事実を伝えることが望ましいといえます。通常は、それで患者さんの理解を得られるものと思われます。

3）患者さんが納得しない場合

患者さんがそれで納得せず、執拗にミスを指摘し、金銭的な要求に至るケースもありえます。そのような場合は、裁判になれば一定の賠償金は不法行為責任などによ

CASE 8
保険証の受け渡しミス

合　意　書

○○○○（以下「甲」といいます。）と○○歯科医院院長○○○○（以下「乙」といいます。）は、本日、以下のとおり合意しました。

1　乙は、甲に対し、乙が○○○○年○月○日に甲の個人情報を過失により漏えいしてしまったこと（以下「本件」といいます。）について、心より謝罪し、本件の解決金として、金3万円の支払い義務があることを認めます。

2　甲は、乙を許すこととし、前項の金3万円を、本日、乙より受領しました。

3　甲と乙は、本件に関し、本合意書に定める他、何らの債権債務がないことを相互に確認します。

　以上の合意の成立を証するため、本合意書を2通作成し、甲乙各自記名捺印のうえ、各1通ずつ保管します。

　　　　年　　月　　日

　〔甲〕
　　住　所

　　氏　名　　　　　　　　　　　　　　　㊞

　〔乙〕
　　○○県○○市○○丁目○番○号
　　○○歯科医院
　　院　長　　○　○　○　○　　　　　　㊞

　　　　　　　　　　　　　　　　　　　以上

図8-4　患者さんとの和解合意書の例（原本は155ページ）。

り支払わざるを得ない可能性がありますので、その水準に沿った金額を提示し和解することが考えられます（図8-4）。

しかし、上述のとおり刑事責任に問われることは考え難く、またプライバシー権侵害による損害賠償額の判断が難しいため、具体的な損害を示す資料が患者さんから提出されない場合は、謝罪したうえで、「具体的な資料を提示いただけない限り損害額の判断がつかないため、金銭的な賠償には応じられない」と対応することも考えられます。

このケースでは、通常は金銭的な要求までは至らないと思われることから、にもかかわらず執拗に金銭的な請求をされる場合には、慎重に対応する必要があります。すなわち、『謝罪の過程で不誠実な対応はなかったか』を検討のうえ、誠意を尽くしてきたといえる場合は、その患者さんがクレーマーの可能性があります。その場合は、無理な要求には毅然と対応することはもちろん、場合により弁護士などの専門家に相談すべきでしょう。

CASE 9

思い描いていた口元とは違うと訴える患者さん

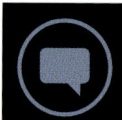

Episode of this case
1. エピソード

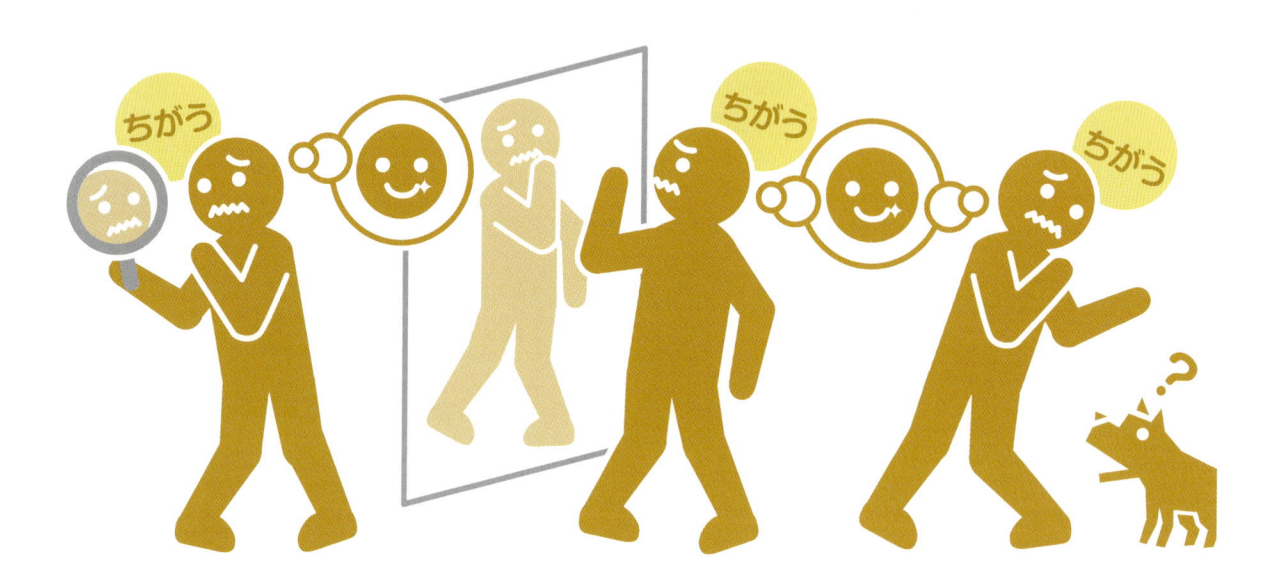

　ケース9の患者さんは、上顎前歯部の審美治療希望の20代女性です。しっかりとした治療計画の下で何度も話を重ね、プロビジョナルレストレーションも問題なく通過しました。患者さんも納得しながら段階的に治療は進み、「治療を終えるのが待ち遠しいです」と何度も歯科医師に話す患者さんのようすから、治療結果をとても楽しみにしている気持ちが伝わってきました。その後、滞りなく治療は終了しました。そのときの患者さんは笑顔であり、治療結果について満足してくれたようでした。
　しばらくして患者さんが来院しました。終了時には特に問題はみられなかったのですが、「スマイルラインは、もっとここがこうなると思っていた（と鏡をみながら訴える）」「笑顔が自然な感じではなくなった」「自分が描いていた（期待していた）ものと違う」「治してから顔が歪んできたような気がする」などの訴えをしてきました。さらに「毎晩鏡をみては気分が落ち込んでいく」とも言います。そしてついに患者さんは苛立ちを隠せず泣き出してしまいました。さらに泣きながら、繰り返し訴え続けます。

CASE 9
思い描いていた口元とは違うと訴える患者さん

What do you thik about this case?
2. あなたならこのケースをどう考える？

Dr.Aの意見

これ以上の治療は断り、大学病院などへの転院を勧める

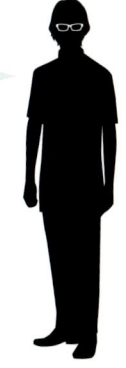

　治療計画、治療ともになんの問題もない。何度も患者さんとコミュニケーションを重ね、プロビジョナルレストレーションでも何の問題もなく、患者さんは納得したはずである。後になって不満やクレームを言う行為は、単なる言いがかりに過ぎない。治療もしっかりしているのであれば、患者さんの要望は受け入れなくてもよいと思う。
　正直なところ、この患者さんには神経症的なものを感じる。これ以上の治療を行っても、不満の解消にはならないだろう。そこで、患者さんの気持ちを傷つけないよう慎重に対応しつつ、これ以上の治療は断ったほうがよい。このような患者さんでも受け入れられるであろう大学病院などへの転院を勧めるべきではないか。

Dr.Bの意見

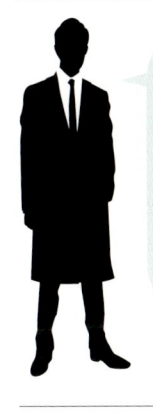

無償での再治療もやむをえない

　非常にナーバスな患者さんであると見受けられる。実際にどこがどのように気になるのかを詳細に聴いたうえで、再治療が可能なことと不可能なことを整理し、その内容を告げ、患者さんには理解してもらうしかない。加えて、『治療に過誤がなかったこと』や『説明を尽くしてきたこと』などは、あらためてしっかり説明しておくべきだろう。
　再治療をする場合の費用は、目の前で泣かれてしまっており、非常にナーバスな患者さんであることに鑑みて、請求はしないほうがよいと思う。特別扱いになってしまうが、費用を請求するとトラブルになる気がするので、無償での再治療もやむをえないと判断する。そのかわり、再治療は一度きりとしっかり説明する。

Dr.Cの意見

治療に落ち度はないことを伝え、再治療は控える

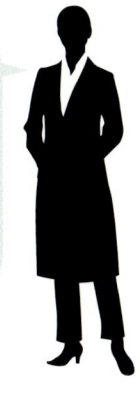

　非常にリスキーな患者さんであると感じる。私自身の経験から、このような過敏な患者さんは治療しても満足することはなく、要望を次々に言ってくる可能性がある。手をつければ手をつけるほど後々面倒なことになるので、『歯科医院側の治療説明と患者側の同意』がしっかりなされたうえでの治療であったことをしっかりと発信し、治療に落ち度はないことを伝える。そのうえで再治療は控えるべきだ。
　そもそもこのようなリスキーな患者さんであることについて、事前に兆候は見受けられなかったのだろうか。治療開始前のカウンセリングなどにより、最初からこうなることがわかっていれば、治療実施の再考を促すとか、治療を行うにしても特段の配慮を行うなどして、対応することができたはずだ。

CASE 9

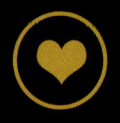

From a psychological point of view
3. 心理学的観点からどう対応できる？

ポイント

1. 患者さんの言動に巻き込まれない

　治療中は何の訴えも起こさない患者さんであったにもかかわらず、終了後、しばらくたって理解不能な訴えをする患者さんに対して、『どうにかしなくてはならない』という責任感から、患者さんの要望に応えてあげようとする気持ちは理解できます。しかし、引き続き安易に治療を継続するのは危険です。ここは慎重に対応すべきです。

2. 専門医との連携を考える

　このケースのような事態が生じた場合、すみやかに専門医と連携をとることが望まれます。連携がとりづらい場合は、大学病院などの総合病院へ併診をするとよいでしょう。

3. 事態を招かないためのリスクマネジメントを導入する

　このようなトラブルを未然に防ぐための判断基準と対応策を考えることが必要です。

1. 患者さんの言動に巻き込まれない

　このケースの患者さんの訴えは、明らかに歯科治療が原因となって表れている症状ではありません。スマイルラインに対する独特な願望と、審美に対する極度の執着とこだわり、過敏な反応が見受けられ、『歯科治療によって顔が歪んできた』という認知の歪みも表れています。おそらく日常生活のなかでの強迫傾向が強まり、1日何度も鏡をみることを繰り返し、ストレスの増幅から抑うつ状態も伴うことが考えられます。

　歯科治療をしていた期間は何の問題はありませんでしたが、何らかの要因が重なり、このような症状を誘発しているのかもしれません。また、心理・社会的背景における受け入れがたい出来事が重なり、こうした口腔内の症状と結びつけることで、無自覚的に心理的安心を得ているのかもしれません。つまり、『歯科治療が原因で私は自信が持てなくなった→治療したことで口元が気になり、何もする気になれなくなった→私が悪いのではなく、口元のせい→治療したからこうなってしまった→原因は自分以外の他にある』と認識することで、心理的安心を得ている可能性もあります。

　いずれにしても、こうした状態のなかでの歯科治療は大きなリスクを伴います。たとえ歯科治療をしたところで、患者さんはけっして満足することはありません。患者さんの要望は次から次へと変わり、苦痛を訴え、再び

CASE 9
思い描いていた口元とは違うと訴える患者さん

要望が強まります。いったん手をつけてしまうことでこうした悪循環に陥るので、この時点での歯科治療は避けることが大切です。

2．専門医との連携を考える

歯科治療をしないとなると、歯科医院でできることは限られます。『患者さんの話を聴き続け、経過を追う』という考えもあるかと思いますが、症状の改善は期待できません。むしろ患者さんの言動は易怒的になり、症状に対してはますます過敏に訴えてくるでしょう。ここは、専門性のある精神科医あるいは心療内科医の力を借りることが賢明です。もし併診が難しいようならば、大学病院へ紹介するのがよいでしょう。

しかし紹介に関しては、おそらく患者さんは納得せず、スムーズにはいかないと思います。「自分は歯科治療に問題があるのであって、精神的な病気ではない」と激怒することも多くあります。ナーバスな患者さんに対して、ここは慎重なコミュニケーションが必要となります。ここでは、そういった患者さんへの対応法を紹介しましょう。

1）発症時期について尋ねる

このケースでは、治療中および治療終了後にはまったく問題はありませんでした。つまりこの時期は、患者さんの訴える口元に対する違和感や嫌悪感はなかったということになります。では発症した時期はいつ頃なのでしょうか？　患者さんに、『今の訴えはいつ頃から始まったのか』を尋ねてみます。患者さんが話をすることに抵抗を示していないようであれば、『症状が出現し始めた時期に、何か大変なこと（心理・社会的ストレス）があったか否か』を聴くことも有力な情報となります。しかし、これに関しては無理に質問することは避けましょう。過敏な心理状態にある患者さんですので、聴きかたによっては必要以上にネガティブな意識が強化されることがあるため、先に進みにくくなります。

ここでは、『患者さんが訴える症状は治療終了後まではなかった』という事実、そして『今、口元に対する嫌悪感が生じている』という事実を、患者さんとの会話を通してやわらかく示します。

2）『たとえ話』から気づきを与える

このような患者さんの訴えは明らかに理解不能ではありますが、真っ向から患者さんの話を否定したり正論を述べることは控えましょう。患者さんがそのように感じるかぎり、こちらがいくら正しい情報を提供しても、所詮、無駄な抵抗です。このようなときは、まず次の『たとえ話』（次ページ図9-1）を入口としてコミュニケーションを試みることがポイントです。図9-1 ようにたとえ話を交えて、本人の症状と気分や感覚の相関を話し、やわらかく専門医へ併診することをお勧めします。

3．事態を招かないためのリスクマネジメントを導入する

審美を追求する自費診療では、今後、このケースのような患者さんに遭遇することもあるかと思います。そこでここでは、リスクヘッジを考えるにあたって、患者洞察と問診表に取り入れるチェックリスト項目をご紹介します。

1）患者洞察

このケースの患者さんは、歯科治療のなかでは今回の事態に発展するほどの気になる所見は見当たらなかったことと思いますが、なにげない普段の患者さんのようすを観察することも効果的です。以下のような行動は見受けられませんか？

・患者さん本人は予約時間に遅れることがあっても、込み合った状況で自分が待たされることになると、受付スタッフに一方的に不満を訴えてくる。
・手鏡を持参しており、待っているあいだ、何度も繰り返しのぞいている。
・会計が終わって帰ろうとするとき、再び戻ってきて何かを確認したり質問することがよくある。

CASE 9

たとえば、大好きな公園のきれいな並木道を散歩していると、気分もすがすがしくなりますね。また、犬が好きな人なら、仕事で疲れていても帰宅して玄関を開けた瞬間、愛犬が勢いよく駆け寄ってきてじゃれついてくると、そのかわいい姿に不思議と先程の疲れはなくなります。何とも幸せな気分に変わり、心が癒されるものです。

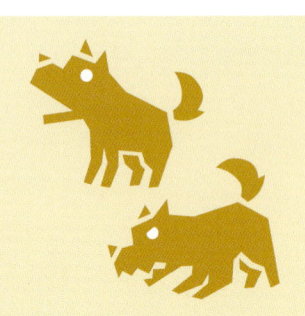

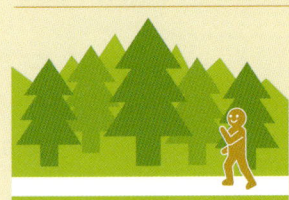

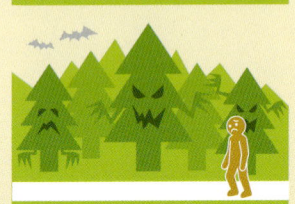

けれども、気分が落ち込んでいるときやひどく疲れてしまっているときは、同じ公園の並木道を歩いても、すがすがしく感じるどころか、むしろ足取りは重くなったりします。じゃれてくる愛犬にも、うっとうしくさえ感じてしまいます。こんな経験は、誰でも一度はあるのではないでしょうか？　人は気分がよいときもあれば悪いときもあり、その気分によって、ものの感じかたが変わるものなのです。特に疲れているときや気分も下がっているときなどは、感じかたもマイナスになってしまうことが多くあるのです。

〇〇さんの場合、今、似たようなことが起こっていることが考えられます。以前にはまったくなかった嫌悪感を、今は感じてしまうのですよね（患者さんの思いを理解します）。

実は、〇〇さんがつらいのは、歯科治療からではなく、そのように感じること自体に苦しんでいるものと考えます。つまり、治療が関係するものではなく、嫌な気分になってしまうこと自体がつらいのです。もしここで歯科治療をしても、そうした嫌な感覚を取り除くことは残念ながらできないのです。むしろ嫌な感覚は強まっていくことが予測されます。

私としても〇〇さんに、これ以上、その感覚を強めてほしくはありません。今の気分や感覚を快適にできれば、解決に向かえます。それにあたっては専門医の力が大きく、効果が期待できます。

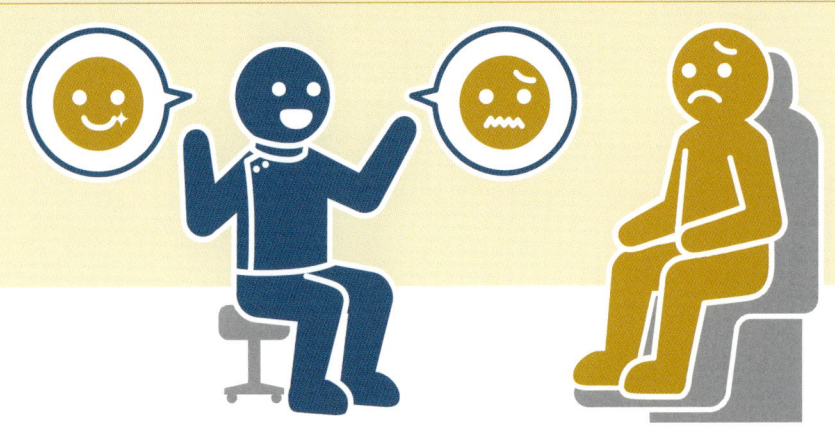

図9-1　患者さんとのコミュニケーションの入口となるたとえ話。

CASE 9
思い描いていた口元とは違うと訴える患者さん

- チェアを離れるときや退室時、忘れ物がないかを何度もチェックする行動をよくみる。
- こだわりが強く、質問を繰り返してくる。
- 納得がいかないと先に進まない。
- 気持ちに焦りがみられ、ものごとがなかなか決まらない。

以上の項目は、多かれ少なかれ誰にでも見受けられる行動ではあります。ポイントは、こうした行動が強まってきていると感じる、あるいは頻度が増えるなどの兆候が表れた際には、患者さんはよい状態とはいえない、ということです。

そのようなときは、院内スタッフが協力し合って連携し、引き続き患者さんの洞察を深めるとともに、歯科医師に伝えます。不可逆的な大きな治療はなるべく控え、可逆的な治療から始め、ようすをみながら段階的に進めていくことで、リスクを回避することが可能です。

2) 問診表に組み込むチェック項目】

歯科医院の既存の問診表に、次ページ図9-2のチェック項目を取り入れることをお勧めします。また図9-3は、患者さんの回答した項目に関しての適切な質問例です。患者情報を収集するためにコミュニケーションを深めることで、患者さんの精神面の状態を把握することができ、歯科治療での注意点や配慮すべきことに見通しが立っていきます。

患者さんとの強い信頼関係が築き上げられていればさほど大きな問題には発展しませんが、歯科治療にあたってはいきなり不可逆的な大きな治療をするのではなく、ようすをみながら可逆的な治療から行い、段階的に進めることをお勧めします。

コラム3
レスキューファンタジーに陥らないために

Column — From a psychological point of view

CASE 9の患者さんのように、突然口腔内に執着し、過剰な訴えを起こすものの歯科治療には問題はなく、患者さんの訴えるに値する所見が見当たらない場合は、それ以上の治療を継続することは控え、適切な判断をすることが求められます。

みずから行った歯科治療には責任があり、『何とか患者さんを救わなくてはならない』といった思いからさらに治療を継続してしまうと、患者さんの訴えはますます強まる一方です。このようなときには、治療を中断する勇気が必要なのです。

患者さんの訴える症状は、単に心因的要因から来ているものなのか、神経症の症状が強まったのか、醜形恐怖を伴ったものなのか、パーソナリティーが影響しているものなのか、あるいは他の要因が関与しているのか……歯科治療では解決できないさまざまな要因が存在していることが考えられます。症状の悪化を防ぐためには、適切な時期に、心療内科医または精神科医などの専門医への併診をお勧めします。

CASE 9

問診票

～ ミズキデンタルオフィスへ初めてご来院下さいました患者さんへ ～

当クリニックへご来院頂きましたご縁に、心から感謝いたします。

お口のなかは敏感です。患者さんの気分によって症状の感じかたにも変化が生じます。気分が低下しているときや疲労が続いているときは、痛みを強く感じたり、違和感を持つことがあります。患者さんに快適に過ごしていただき、歯科治療のストレスを軽減していただくために、普段の状態についてお伺いします。
（内容は守秘いたしますので安心して回答してください）

◆当てはまる項目に✓をつけて下さい（複数回答可）

- ☐ 睡眠はよい状態ではない。
- ☐ 最近１〜３か月のあいだ、疲れていると感じる。
- ☐ どちらかというと几帳面な性格で、完璧にしないと気が済まないほうである。
- ☐ 何かを決断するとき、頭のなかが混乱し、焦ってしまうことがある。
- ☐ あることに対してこだわりが強く、納得しないと先に進めない。
- ☐ 戸閉まりや火の元など、気になることを何度も確認しないと気が済まない。
- ☐ 容姿ことや健康のことが気になり、頭のなかでそのことばかり考えている。
- ☐ 最近、何事にも意欲や集中力に欠ける。
- ☐ 人の言動や視線が気になる。
- ☐ なにか嫌なことが起こるような予感がする。

割引キャンペーン特典のご案内や、お口の健康に関するメールも配信しています（月２回程度）

（ パソコン ・ 携帯 ）　　　　　＠

医療法人 信和会　ミズキデンタルオフィス
理事長　水木信之

図9-2　問診票に組み込むチェック項目（原本は156ページ）。

102　CASE 9　思い描いていた口元とは違うと訴える患者さん

CASE 9
思い描いていた口元とは違うと訴える患者さん

✓チェック項目	質問事項	解　説
□ 睡眠はよい状態ではない。	どのような状態ですか？ どのくらい続いていますか？	状態が強く長期間続いていれば、口腔内にも違和感が生じる可能性は高まります。
□ 最近1〜3か月のあいだ、疲れていると感じる。	疲れている原因に心当たりはありますか？	エピソードを聴くことにより、患者さんの性格傾向がつかめます。
□ どちらかというと几帳面な性格で、完璧にしないと気が済まないほうである。 □ 何かを決断するとき、頭のなかが混乱し、焦ってしまうことがある。	特にどのようなことに関してそうなりますか？ 差し支えなければ、どのような状況でそのようになったのかをお聞かせいただけますか？	強迫傾向の有無を把握すると同時に、執着傾向に関しても把握します。さらに、焦燥感の有無、パニックの傾向を聴いています。 治療の際には、患者さんの不安を軽減することが求められます。
□ あることに対してこだわりが強く、納得しないと先に進めない。	たとえばどのようなことに対してこだわりを持ちますか？	執着する内容と状態を把握します。強ければ歯科治療に関しても起こり得ます。
□ 戸閉まりや火の元など、気になることを何度も確認しないと気が済まない。	だいたい何回くらい確認しますか？ 疲労を感じるくらいに確認をしてしまいますか？	強迫神経症に見受けられる確認行為を聴いています。2〜3回であれば問題ありませんが、疲労を感じるまでに確認行為をしているようであれば注意が必要です。
□ 容姿ことや健康のことが気になり、頭のなかでそのことばかり考えている。	具体的には、どのようなことが気になりますか？ どのくらい気になっていますか？	常識の範囲内であれば問題ありませんが、明らかに過剰であれば醜形恐怖や心気症の疑いも否定できません。
□ 最近、何事にも意欲や集中力に欠ける。	具体的にはどのような感じですか？ いつ頃から、そのような状態ですか？	一時的なものであれば問題ありませんが、2〜3週間以上続いていれば、他に身体症状が出ていないかを聴いてみます。口腔内も敏感です。
□ 人の言動や視線が気になる。	具体的にはどのような感じですか？ いつもそう感じますか？ いつ頃から気になり始めましたか？	常識の範囲内、あるいは一過性であれば問題はありません。明らかに過敏であったり長く続いていたり、日常的であったりした場合は注意が必要です。
□ なにか嫌なことが起こるような予感がする。	差し支えなければ、どのようなことが起こる予感がするかお聞かせいただけますか？	常識を超えた回答がかえってきたら、それ以上、深く聴くことは控えましょう。

図9-3　問診票を活用したコミュニケーション方法。

CASE 9

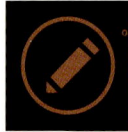

From a legal point of view
4. 法的観点からどう対応できる？

ポイント

1. 歯科診療契約の法的性質を知る

歯科診療契約では、『適切な治療行為を行うこと』が契約上の義務であり、疾患の完治は契約上の義務ではありません。

2. 審美目的の歯科治療における法的性質を知る

審美治療においても、歯科医療水準を満たした適切な審美治療を行えばよく、患者さんが治療結果に満足することは、契約上の義務事項ではありません。

3. 審美治療結果に納得しない患者さんへの対応を知る

このケースでは、説明義務を果たし、患者さんも説明に納得していたものと思われます。医学的に妥当な治療行為を行い、治療が完了しているのであれば、「治療は無事に終了しています」と説明してしまって問題ありません。この患者さんは、敏感な感性を持ち執着傾向のあることが想定されるので、再治療は控えるべきでしょう。クレームが続く場合は慎重に対応しつつ他医院への転院を勧めるべきです。

4. 審美治療における紛争の予防を徹底する

クレームを予防するために、説明を繰り返し行うとともに、説明書面を交付することが重要です。また治療を行うに当たって入念なカウンセリングを行い、患者さんの期待が大きすぎないかなどを確認し、不安を感じた場合は、治療の再考を促しましょう。

1. 歯科診療契約の法的性質を知る

1) 歯科診療契約は準委任契約

歯科診療契約は、ケース3で述べたとおり民法上の契約の類型における『法律行為でない事務の委託』として、『準委任契約（民法656条）』であると考えられています。

2) 準委任契約たる歯科診療契約のポイント

準委任契約たる歯科診療契約は、患者さんが治療行為を医院の開設者たる歯科医師などに委託し、その歯科医師などがこれを承諾することで成立します。ポイントは、あくまで治療行為を信頼して委託し任せるのであって、契約内容として『疾患の完治などの結果を請け負っているわけではない』ということです。すなわち、適切な治療行為を行うことが契約上の義務、契約内容となります。

CASE 9
思い描いていた口元とは違うと訴える患者さん

2. 審美目的の歯科治療における法的性質を知る

1) 契約上の義務は、『歯科医療水準を満たした適切な審美治療』

　審美治療について当てはめると、準委任契約たる歯科診療契約により歯科医師が負う義務は、原則として、患者さんの意向を踏まえつつ『歯科医療水準を満たした適切な審美治療を行う』ということになります。したがって、患者さんが治療結果に満足することは、契約上の義務事項ではありません。

2) 患者さんの満足について

　もちろん患者さんが治療結果に満足すれば、それが望ましいことは言うまでもありません。しかし、美的な感覚については個人差があり、また要求する美的な水準についても個人により幅があり、客観的に定めることは困難です。そのため繰り返しますが、『患者さんが納得しないかぎり診療契約上の義務が果たされない』ということはありません。
　また審美治療といえども、人の体に対するもので、咀嚼などの機能の維持を前提とする必要があることから、その観点から患者さんの希望に沿えない部分が生じることはやむを得ません。そして、歯科医療水準を超えた治療が法律上求められることもありません。もっともこのような事情は、事前に患者さんによく説明する必要があります。

3. 審美治療結果に納得しない患者さんへの対応を知る

1) クレームの原因の把握

　このケースでは、『しっかりとした治療計画の下で何度も話を重ね、プロビジョナルレストレーションも問題なく通過』『患者さんも納得しながら段階的に進んだ』『終了時にも特に問題はみられなかった』のであり、歯科医師は医療水準に沿った治療を行い、患者さんへの説明義務を果たし、患者さんも納得していたものと思われます。患者さんは説明を受けたことを認識しており、しかしなお『結果について受け入れられない』『不満を訴えてしまう』という状況なのでしょう。
　また患者さんは、「治してから顔が歪んできたような気がする」「毎晩鏡をみては気分が落ち込んでいく」などと訴えていますが、これから一般的な患者さんに比べてとても敏感な感性を持ち、自分の悩みごとに執着してしまう傾向が十分想定されます。この患者さんへの対応を判断する際は、このことを念頭に置く必要があるでしょう。

2) クレームへの取り得る対応

　このケースにおいては、歯科医師の治療にミスがあった、あるいは誤った治療を選択したなどの問題は見受けられません。医学的に妥当な治療行為を完了しているのであれば、治療は無事に終了していると説明してしまって問題ありません。
　もっとも患者さんが不満を訴えている状況であることから、歯科医師の判断で患者さんの不満を解消するための治療を行うことも考えられます。治療を行う場合、追加の報酬を請求するか問題となりますが、これについては法的には追加報酬請求が認められます。しかし、患者さんへのアフターケアサービスの観点から、無償で行う判断もあり得ます。

3) 再治療は控えるべき

　ここまでを踏まえて検討すると、説明を尽くしたうえで追加の治療を無償で行えば、患者さんの不満が和らぐ可能性があります。しかしその一方で、患者さんから際限なく追加の治療を求められる事態となってしまう恐れもあります。
　つまり、この患者さんの「スマイルラインは、もっとここがこうなると思っていた（と鏡をみながら訴える）」「笑顔が自然な感じではなくなった」「自分が描いていた（期待していた）ものと違う」「治してから顔が歪んできたような気がする」「毎晩鏡をみては気分が落ち込んでいく」との訴えを踏まえると、上述のとおり敏感な感性を持ち執着傾向のある患者さんであることが想定できます。すると今後も、いくら適切な治療行為を行っても治

CASE 9

療結果についてやはり気になってしまい、満足を得られず、歯科医院側に不手際はないのにずるずるとクレームが繰り返される恐れが強いというべきでしょう。

そのため、経営判断の問題ですが、適切な治療行為を行ったことから、クレームに対し無償の再治療で応える対応は控えるべきでしょう。『適切な治療行為を行っても不満を持たれてしまったこと』および『敏感な感性を持ち執着傾向のある患者さんであろうこと』に鑑みれば、再度治療を行っても患者さんの納得を得られる保証はなく、それどころかさらに悪くなったと事態を悪化させる危険すら存在するためです。

無償での再治療は控えるとして、正規の報酬を頂戴する形での追加の治療はどのように考えるべきでしょうか。これについても、『適切な治療行為を行っても結果的に患者さんの不満を招いてしまったこと』『敏感な感性を持ち執着傾向のある患者さんであろうこと』から、再度治療を行っても患者さんの納得を得られるかわからない点を重視すべきです。したがって治療は適切に行われていることをあらためて説明し、治療環境が変わることが患者さんの納得に繋がる可能性があることから、他医院への転院を勧めるべきでしょう。

4) 慎重な対応の必要性

なおこの患者さんに『適切な治療行為を行っており治療は無事に終了している』と説明する際には、特段の配慮が必要です。この敏感な感性を持ち執着傾向のあろう患者さんが、ぞんざいな対応を受けたと感じてしまうと、この患者さんの不満のエネルギーが対応した歯科医師に向くことになり、インターネット掲示板への不満の書き込みや、歯科医療訴訟の提起などの強度のクレームを招いてしまう可能性が小さくないためです。

説明に際しては、懇切丁寧を肝に銘じ患者さんからの不満はさえぎらず最後まで聞き、途中で話し合いを切り上げることはせずに対応しましょう。また患者さんによっては、説明しても納得せずさらに訴えを繰り返してくることもあるでしょう。その場合は「すでにご説明したとおりです」と対応すべきです。それでも患者さんの訴えが続く場合は、弁護士に相談することをお勧めします。

4. 審美治療における紛争の予防を徹底する

1) 審美治療と患者さんの不満

審美治療は、特別な思いがあるからこそ治療を受けることが多く、患者さんの治療効果への期待は高く、よい治療結果への思い入れが強い傾向があります。

このケースでは、歯科医師は患者さんと話し合いを重ね、患者さんへの納得を得たうえで治療を行っており、説明を尽くしていたであろうことが窺えます。しかしこのような結果となってしまいました。何を美しいと感じるかは、個々人によりさまざまであり、主観的なものです。ゆえに、審美治療の結果に患者さんが満足せず、不満を感じてしまうケースがあることは避けられません。そして治療への患者さんの思い入れが強いため、その不満が、場合により大きな紛争へ結びついてしまうのです。

不満を感じてしまうケースが避けられないとはいっても、できるだけ不満を訴えられない治療が望まれます。

2) 説明書面の交付と繰り返しの説明

こういったケースへの対応法の1つとして、治療についての説明を繰り返し行うとともに、『主観的な問題であり、患者さんが思い描いたスマイルラインになるとは限らない』ことを、口頭だけではなく書面を交付して伝えるということが挙げられます。

書面の交付は、説明したことを示す客観的な証拠となり、なにより患者さんが説明内容を誤解なく把握してくれることに役立ちます。説明を受けたことを確認し同意するという内容の書面を作成し、患者さんのサインを得ておけば、なおよいでしょう（図9-4）。

もっとも審美治療においては、説明書面の交付や同意書の取得はすでに実践されている歯科医院も多いかと思います。

3) 入念な事前カウンセリング

もう1つは、治療行為を行うにあたってカウンセリングを行い、『治療への期待が強すぎる患者さんではないか』『敏感な感性持ちで執着傾向のある患者さんではないか』を事前に確認することが考えられます。

CASE 9
思い描いていた口元とは違うと訴える患者さん

治 療 同 意 書

○○歯科医院　御中

　私は、私の＿＿＿＿＿＿＿治療に関し、以下の点について説明を受け、質問したいことはすべて質問しました。

- 現在の状況
- 治療の方法
- 治療の期間
- 治療のリスク
- 代替的な治療法（その有無、および利害得失）
- 治療の費用（金＿＿＿＿＿＿円）
- 特記事項

> 必要に応じ余白に手書きで病名や部位などを記載します。
> 以下の説明事項も、同様に余白に適宜補充記載します。

> 必要に応じ、この空欄に手書きで記載します。
> 例:「審美治療について」という説明書面を交付し、内容を説明した。

私は、説明に納得しましたので、治療に同意します。

　　　　年　　月　　日

住　所　＿＿＿＿＿＿＿＿＿＿＿＿

氏　名　＿＿＿＿＿＿＿＿＿＿＿＿

> 患者さんが自署すれば押印は不要です。

図9-4　治療同意書の例（原本は157ページ）。

　カウンセリングの結果、患者さんが納得できない治療結果となった場合に、『期待が大きすぎて残念な結果を受け入れることができないのではないか』『納得できない部分に執着し悩み抜いてしまうのではないか』といった不安を歯科医院側が感じた場合は、審美治療について患者さんに再考してもらう方向で説得します。患者さんが、過度の期待から治療結果を受け入れられず苦しんでしまうリスクを考えた場合、再考を促すのは『患者さんのための行為』といえます。

CASE 10

医療過誤を認めさせることを目的としたセカンドオピニオン

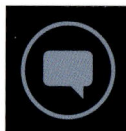

Episode of this case
1. エピソード

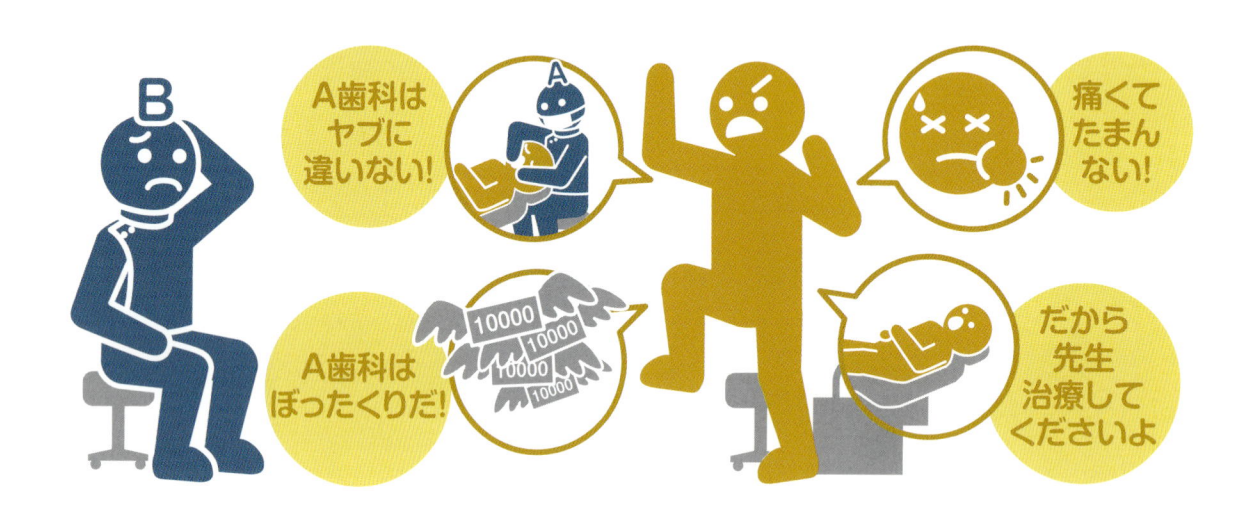

　ケース10の患者さんは60代の男性です。A歯科医院に治療に通っていましたが、治療に不満をもち、セカンドオピニオンとしてB歯科医院を訪れました。

　B歯科医院の歯科医師がよくよく話を聴いていくと、どうやら患者さんは、A歯科医院に対しての不満から、治療がミスであったことをB歯科医院に証明してもらいたいようです。患者さんは、さかんにA歯科医院の過誤があったとの発言を引き出そうとしてきます。A歯科医院の歯科医師はこの患者さんから相当恨まれているようで、会話の節々から患者さんの怒りが伝わってきます。

　ただ、患者さんは「ここが痛い」などと言いますが、どこまでが本当なのかB歯科医院の歯科医師としてはわかりかねる状況です。それに、やり取りをしていると、患者さんは自分の言いたいことを一方的に発言し、人の言うことをよく聞かない人で、自己中心的な人のように感じます。

　また、患者さんが診察の最初に、ちらちら患者さん自身のバッグのほうをみていたことも気になります。

　さらに問題となっている部位に関しては、B歯科医院での治療を受けたいという申し出もありました。

CASE 10
医療過誤を認めさせることを目的としたセカンドオピニオン

What do you thik about this case?
2. あなたならこのケースをどう考える？

Dr.Aの意見

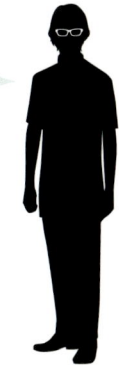

> たとえ問題をかかえているにしても、引き受けるのが応招義務だ

　B歯科医院の歯科医師は、A歯科医院での歯科医師の治療をみて、エビデンスに基づいて客観的に判断すべきである。もし仮に問題があるのであれば、その旨を患者さんに伝え、A歯科医院にも書面で知らせるべきである。

　治療に関しては、たとえ問題をかかえているとしても、患者さんが要望しているのだから受け入れるべきではないだろうか。患者さんはA歯科医院に対し悪い感情を持っており、A歯科医院で治療を継続することはできないであろう。そこで、誰かがこの患者さんを引き受けなければならない。縁あってB歯科医院に来た以上は、引き受ける。それが歯科医師の応招義務だろう。

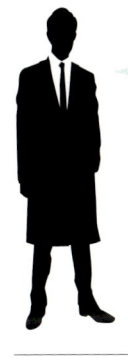

Dr.Bの意見

> 公の相談コーナーを紹介する。治療にも手は出さないほうが無難

　このケースの場合、A歯科医院での治療に不満を持った患者さんが、個人的に行動していることが気になる。B歯科医院で受け入れたとすれば、B歯科医院でもなにがしの不満を持って、トラブルに発展する可能性も否定できないのではないか。

　最終的には受け入れざるを得ないのだろうが、まずはA歯科医院の治療が不満なら、歯科医師会などの公の相談コーナーに申し出るように促す。まずはそのことが先決で、治療に関しては今は手をつけないほうが無難であると思う。A歯科医院を非難するような発言も、絶対に行うべきではない。

Dr.Cの意見

> まずA歯科医院に確認する。患者さんとのやり取りには細心の注意を

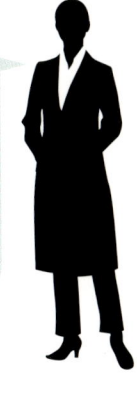

　患者さんの立場であればわからなくもないが、治療への不満はA歯科医院の歯科医師にしっかりと伝えているのだろうか？　感情的なトラブルから、B歯科医院を活用しようとしてはいないだろうか？　公平な立場からの見極めが必要であり、念のためB歯科医院はA歯科医院にも確認することが賢明であろう。

　ところで、診察の最初に、ちらちら患者さん自身のバッグのほうをみていたとのことだが、やり取りの録音でもしているのだろうか。腑に落ちないものを感じる。いずれにせよ、この患者さんとのやり取りの発言は細心の注意を払う必要があるし、カルテの開示請求も見越して、丁寧にカルテに記録を残しておくべきだろう。

CASE 10

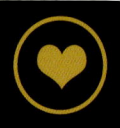

From a psychological point of view
3. 心理学的観点からどう対応できる？

ポイント

1．患者さんの訴えと来院目的を明確にする

　さらなるトラブルを招かないために正確な情報を得ることが大切です。患者さんのいうＡ歯科医院に対する不満内容を明確にしたうえで、当院への来院目的を明確にします。

2．状況判断に応じた提案をする

　セカンドオピニオンの目的を間違えると、トラブルに発展してしまうおそれも否定できません。患者さんの要望を正確に理解したうえで、状況に応じた提案を考えましょう。

3．事態を招かないためのリスクマネジメントを導入する

　このケースの患者さんが治療を受けるにあたっては、さまざまなトラブルが生じることも否定できません。リスクマネジメントを考えたうえで治療にとりかかるようにしましょう。

1．患者さんの訴えと来院目的を明確にする

1）患者さんの感情を記録する

　こうしたケースの場合、患者さんの訴えは「（Ａ歯科医院で）治療を受けたことで、ものを食べれなくなった」「夜も眠れなくなった」「気分も下がり何もする気になれなくなった」など、治療を受けたことによる苦痛や感情を全面に出して訴える傾向が多くあります。こうした患者さんの『感情』に関する情報は、後に続く診査・診断の際に役立つので記録しておくとよいでしょう。

2）当院に何を期待しているのかを聴く

　患者さんが当院に来院された『動機』を明確にします。聴きかたのポイントは、患者さんの気持ちに共感したうえで、来院目的を聴くことです。

<聴きかたの例>
質問例１：「いろいろと大変でしたね、お気持ちは理解できました。ところで、こちらに来院しようと思われた動機はどのようなことでしたか？」

質問例２：「それはつらかったですね、ところで当院に来院していただいたのですが、○○さんは、当医院にどのようなことを望まれていますか？」

　これらの質問は、患者さんの訴えを受け入れ理解したうえで、患者さんが『他の歯科医院ではなく、なぜ当医院に来院したのか（来院動機）』と、『当医院に何を期待しているのか（来院目的）』を明確にする質問方法です。

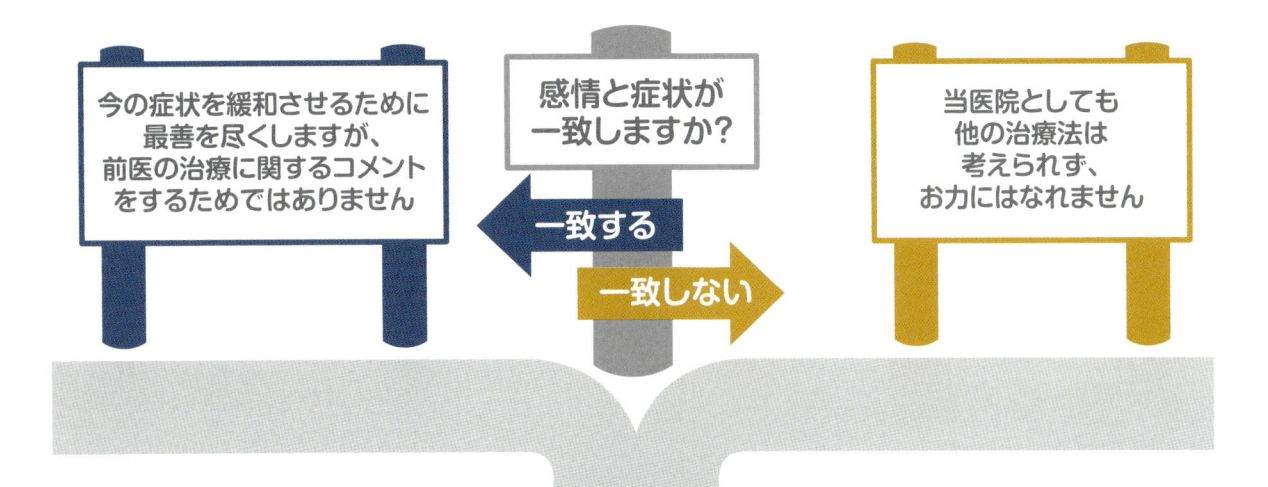

CASE 10
医療過誤を認めさせることを目的としたセカンドオピニオン

```
[今の症状を緩和させるために    感情と症状が      当医院としても
 最善を尽くしますが、          一致しますか？    他の治療法は
 前医の治療に関するコメント                      考えられず、
 をするためではありません]    ←一致する          お力にはなれません
                              一致しない→
```

患者さんの心理的防衛を緩和し、真実を話してもらうのに効果的です。

2. 状況判断に応じた提案をする

カウンセリングを終えて、次に問題の部位の診査・診断に入ります。このケースでは『A歯科医院に対する不満から、その治療ミスを証明してほしい』とのことで、B歯科医院に来院しました。そこでここでは、カウンセリング時に記録した患者さんの『感情』と実際の『症状』との相関を探ります。つまり、患者さんの訴え（感情）に値する症状は表れているのか否か、訴え（感情）と診査した症状は一致しているのか否かを検討します。

そして、先程得た情報（患者さんの来院動機と来院目的）を合わせ、総合的な判断に基づき、患者さんに適切な提案をします。

1) 感情と症状が一致しない場合

カウンセリングの際に発した患者さんの感情（訴え）に値する所見（症状）が見当たらないと判断した際には、その旨をしっかりと伝えます。患者さんに伝える際には、診査情報を提示し、エビデンスに基づいた解説を通して、患者さんの訴え（感情）に値する所見は見当たらないことを伝えるとともに、A歯科医院での治療には問題は見当たらなかったことを伝えます。また、「当医院としても他の治療法は考えられません」ということも加えて伝えるとよいでしょう。それでも患者さんからの訴えや無理な要求があった際には、「残念ながら当医院ではお力になれそうもありません」とはっきりと伝えます。

2) 感情と症状が一致する場合

万が一、患者さんの訴えに値する症状が考えられた際には、さらに治療が必要になる場合があるかと思います。治療にあたっては、患者さんとの認識の統一をしっかりしてから進みます。こちらが『できること』と『できないこと』を明確に提示するとよいでしょう。

また、患者さんが期待する『A歯科医院の治療への批判』は絶対に避けるべきです。患者さんには下記のようにお伝えします。

「当医院での治療目的といたしましては、○○さんの今の症状を緩和させるために最善を尽くすものであって、けっしてA歯科医院の治療に関するコメントをするためのものではありませんがよろしいでしょうか？ このことをご理解いただきましたうえで治療に移りたいと思いますが、いかがでしょうか？」

このように患者さんに投げかけ、了解をもらえないようならば、「残念ながら当医院ではお力になることはできません」とはっきりと意思表示することをお勧めします。

また治療にあたっては、目的を明確にしたうえで、こ

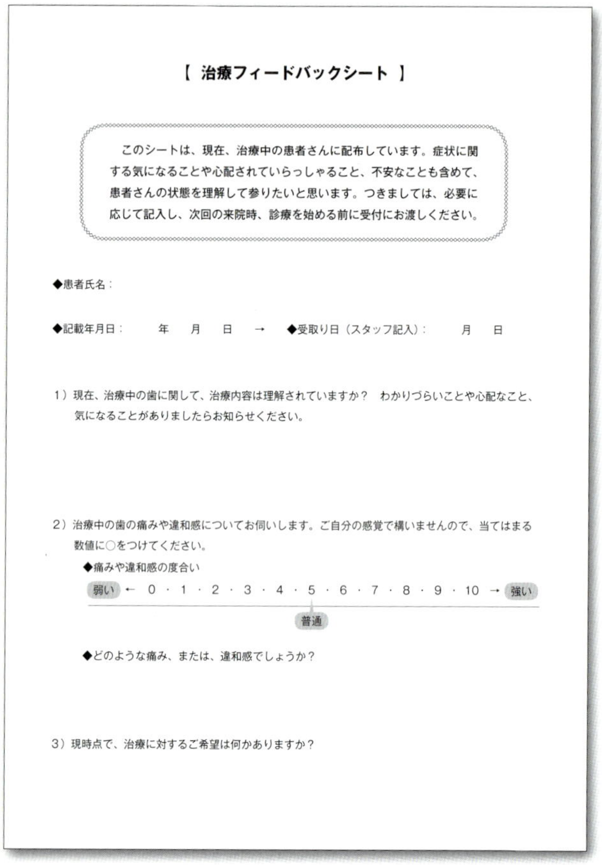

【 治療フィードバックシート 】

このシートは、現在、治療中の患者さんに配布しています。症状に関する気になることや心配されていらっしゃること、不安なことも含めて、患者さんの状態を理解して参りたいと思います。つきましては、必要に応じて記入し、次回の来院時、診療を始める前に受付にお渡しください。

◆患者氏名：

◆記載年月日：　年　月　日 → ◆受取り日（スタッフ記入）：　月　日

1）現在、治療中の歯に関して、治療内容は理解されていますか？ わかりづらいことや心配なこと、気になることがありましたらお知らせください。

2）治療中の歯の痛みや違和感についてお伺いします。ご自分の感覚で構いませんので、当てはまる数値に○をつけてください。

◆痛みや違和感の度合い

弱い ← 0・1・2・3・4・5・6・7・8・9・10 → 強い

普通

◆どのような痛み、または、違和感でしょうか？

3）現時点で、治療に対するご希望は何かありますか？

図 10-1　治療フィードバックシート（原本は 158 ページ）。

ちらとして『できること』と『できないこと』を提示し、それに患者さんが同意することを条件に受け入れを判断します。

治療内容はしっかりと記録しておくことが大切です。状況をみて必要に応じて『覚書』または『確認書』を残しておくのもよいでしょう。

3. 事態を招かないためのリスクマネジメントを導入する

上述の感情と症状が一致する場合の流れになったと仮定して、患者さんの治療を受けるにあたってのリスクマネジメントを考えてみましょう。

まず『覚書』または『確認書』にて、患者さんと歯科医院側の両者で認識の統一を図ります。そのうえで治療に入りますが、患者さんの経緯から歯科治療に対しては非常にナーバスになっていることが考えられると同時に、B歯科医院への期待は大きなものとなって通院します。また、嫌な体験（A歯科医院での体験）は学習となって刻み込まれているため、些細なことでも不信感に変わることも少なくありません。それだけに、症状への状態説明、治療方針、起こり得るリスクを提示しながら、確認をとって段階的に進むのが効果的です。特に『起こり得るリスク』に関しては、患者さんが十分に理解・納得するよう詳細かつ具体的に示します。

そこで診療の効率性を考え、治療フィードバックシート（図 10-1）を用意したので、必要に応じて活用してみましょう。本シートはあらかじめ患者さんに配布しておきます。患者さんには自宅で記入してもらい、次回の来院時、診療が始まる前に受付スタッフに提出してもらいます。歯科医師は治療前に情報を入手することで患者の状態が把握でき、重要な情報も得ることができます。シートに記載された患者さんの質問に対しては適切に応えます。患者さんも治療に関して正しく理解して進むことができるため、治療もスムーズに流れることでしょう。

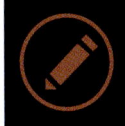

CASE 10
医療過誤を認めさせることを目的としたセカンドオピニオン

From a legal point of view
4. 法的観点からどう対応できる？

ポイント

1．医療過誤における過失（注意義務違反）を知る

　医療行為に過失ないし注意義務違反があったかを判断する場合、同等の歯科医院で、診療当時に臨床医学上期待される医療行為として不適切であったかどうかを検証することになります。

2．セカンドオピニオンを受ける際の方針の立てかたと注意事項を知る

　セカンドオピニオン診断においては、患者さんの主張する事実関係について、客観的な裏づけなしに信用し判断の前提事実としないことが必要です。そして、明確に判断できる点についてのみ指摘するにとどめ、具体的な治療の評価については、客観的な根拠がないのであれば控えるべきです。

3．『診察の録音』への対応を理解する

　セカンドオピニオン診断においては、患者さんがやり取りを秘密録音している可能性があります。なお、秘密録音は違法とまではいえません。

4．治療をする際の注意点を知る

　患者さんは、B歯科医院での治療を申し出ており、応招義務との関係から、最終的には受け入れる必要があります。しかし、まずはA歯科医院で担当の歯科医師とじっくり話し合ってみることを提案すべきでしょう。B歯科医院で治療を受け入れた場合は、紛争に巻き込まれることを前提とし、懇切丁寧かつ慎重な治療を行うべきです。

5．セカンドオピニオン後の対応のしかたを知る

　患者さんの承諾なしに、セカンドオピニオンのために患者さんが来院したことを、A歯科医院に連絡するべきではありません。また患者さんから、セカンドオピニオン診察のカルテ開示、あるいは裁判所を含む第三者へ提出するための過誤に関する意見書の作成を求められる可能性があります。

CASE 10

1. 医療過誤における過失（注意義務違反）を知る

1）判例の示す過失の判断基準

医療行為により歯科医師に賠償責任が認められるためには、歯科医師側の過失（注意義務違反）の存在が前提となります。判例は、この過失の具体的な判断基準として、以下のとおり判示しています。

> 最高裁判所　昭和36年2月16日判決
> 判例時報251号7頁
> ○いやしくも人の生命及び健康を管理すべき業務（医業）に従事する者は、その業務の性質に照し、危険防止のために実験上必要とされる最善の注意義務を要求される。
>
> 最判裁判所　昭和57年7月20日判決
> 判例時報1053号96頁
> ○注意義務の基準となるべきものは、診療当時のいわゆる臨床医学の実践における医療水準である。
>
> 最高裁判所　平成7年6月9日判決
> 判例時報1537号3頁
> ○医療機関に要求される医療水準であるかどうか決するについては、当該医療機関の性格、所在地域の医療環境の特性等の諸般の事情を考慮すべきであり、右の事情を捨象して、すべての医療機関について診療契約に基づき要求される医療水準を一律に解するのは相当ではない。

2）事例における過失の判断基準

このケースで、A歯科医院の医療行為に過失ないし注意義務違反があったかを判断する場合は、A歯科医院と同等の事業規模および性格の歯科医院で、診療当時に臨床医学上期待される医療行為として不適切であったかどうかを検証することになります。

2. セカンドオピニオンを受ける際の方針の立てかたと注意事項を知る

1）歯科医師の判断事項

患者さんはA歯科医院に対して不満を持っており、『A歯科医院で治療のミスがあった』との診断を望んでいます。ミスがあったと診断するためには、A歯科医院の事業規模の歯科医院で、診療当時、その治療方法を選択することそれ自体が臨床上誤りであった、あるいは具体的な手技にミスがあったといえる必要があります。

なお、患者さんは治療当時に治療行為の説明を受けていたはずであり、「A歯科医院の説明が不十分であった」との訴えもありませんので、説明義務違反について判断する必要はないでしょう。

2）セカンドオピニオンを行う際の心構え

セカンドオピニオン診断の回答の前提として、まず患者さんとA歯科医院とのあいだで、すでに医事紛争に発展しているか、あるいは今後発展する可能性があることを念頭に置く必要があります。そのうえで、本診断がその医事紛争の帰趨に影響を及ぼし得ることを認識すべきでしょう。すなわち、本診断がA歯科医院のミスを指摘するものであれば責任追及の方向性に大きく傾き、逆にミスがないとのものであれば責任追及をあきらめる方向性に傾くことを理解する必要があります。

また患者さんはプロではなく、かつ紛争の一方当事者ですので、患者さんの主張する事実関係について、客観的な裏づけなしに安易に信用し、判断の前提事実としないことも必要です。

3）回答には慎重を期す

このようなケースでは、患者さんは問題の歯科医院で過誤があったことを指摘する発言を期待しています。そこで、診察でもそのような発言を誘導してくることがあります。その患者さんの誘導に沿って、安易に過誤を連想させる発言をすると、患者さんがその発言を拡大解釈し、「ミスをはっきり認めてくれた」と考えてしまうおそれがあります。このように患者さんが明確に一方の意見を期待しているケースでは、中立的な発言をした場合

CASE 10
医療過誤を認めさせることを目的としたセカンドオピニオン

ですらその意図が正確に伝わらず、患者さんが自分に都合のよいように解釈してしまうこともあるので、過誤を連想させる発言は、慎重に考えたほうがよいでしょう。

このケースでは、事実関係も十分に把握できない状況での意見ですので、客観的な事実関係から明確に判断できる点についてのみ指摘するにとどめ、具体的なA歯科医院の治療の評価については、明確な根拠がないのであれば控えるべきです。

歯科医師が、歯科診療行為として多様な選択肢のなかからどの治療方法を選択しどのように治療するかは、幅のある裁量の認められた行為であり、それは裁判においても前提とされます。そこで「私ならこうする」という趣旨の発言は、歯科医療過誤の判断のためのセカンドオピニオンにおいては不適切です。

つまり、歯科医師の治療選択や治療行為の裁量の範囲内か、それともそれを逸脱した不合理で不当な治療選択や治療行為であったか、手技に明確にミスがあったといえるかなどを判断し、回答することが求められているのです。

3. 『診察の録音』への対応を理解する

1) 『患者さんの秘密録音』への対応

この種のケースでは、患者さんがB歯科医院での歯科医師とのやりとりを録音している場合があります。歯科医師としては、秘密録音をされている可能性を踏まえたうえで言葉を選んだ回答をする必要があるでしょう。

この点について、『秘密録音は違法ではないのか？』と疑問をもたれるかもしれません。種々の考えかたはありますが、患者さんによる診察の秘密録音は、原則として違法とまではいえないと考えられています。

2) 円滑な『歯科医院側の会話録音』のしかた

では、患者さんとのやり取りについて、歯科医師側が秘密録音することについてはどうでしょうか。これについては、患者さんとトラブルに発展してしまった際のクレーム対応などで、証拠として秘密録音をすることは適法と考えられています。

もっとも患者さん側からすると、秘密に録音された事実を後で知った場合、いい気分はしないでしょうし、また歯科医院側として隠す必要もないことから、クレーム対応の最初に一言、「やり取りを録音することになっています」と告げ、会話録音を宣言してしまうことがよいでしょう。患者さんに録音の許可を求めるのではなく、当然のこととして宣言してしまうことが重要です。

4. 治療をする際の注意点を知る

1) A歯科医院との話し合いの提案

患者さんは、問題となっている部位について、B歯科医院での治療を申し出ています。この申し出については応招義務との関係があり、患者さんが望むのであれば、原則としてその意向を尊重し、治療を受け入れる必要があります。

しかし、問題となっている部位の治療はA歯科医院が行っていたのであり、B歯科医院としては、患者さんの言い分のみしかわからない状況で、ただちに治療を引き受けることは慎重に考えるべきでしょう。

診察の結果、問題の部位について緊急に治療を行う必要が認められないのであれば、まずはA歯科医院で担当の歯科医師に対し何が不満か具体的に告げ、担当歯科医師とその解決のためにじっくり話し合ってみることを提案すべきです。話し合いの結果、患者さんの誤解が解けるケースも多く、誤解が解けなくとも、A歯科医院が患者さんの不満を認識し、その不満を解消するための対応を行うケースもあります。その結果、患者さんがA歯科医院と（不満は解消されずとも）和解し、問題となっている部位についてA歯科医院にて治療の継続がなされることが期待できます。

2) B歯科医院で治療する場合

患者さんの『B歯科医院で治療を受けたい』との希望

115

CASE 10

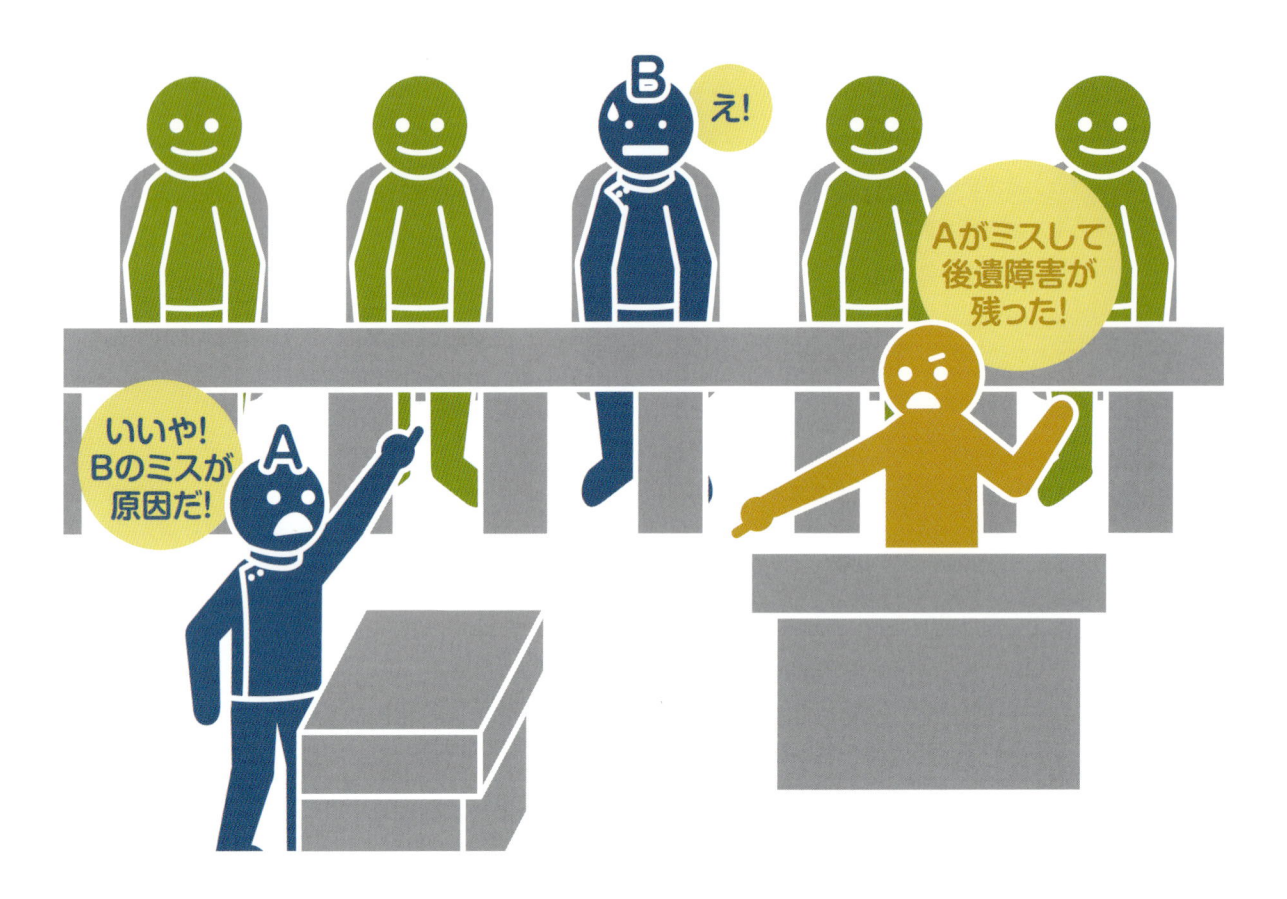

が強く、B歯科医院がそれを受け入れ、問題の部位の治療を行うと仮定しましょう。

その場合は、患者さんとA歯科医院とのトラブルが訴訟に発展すると、その部位の後遺障害などについて、A歯科医院とB歯科医院のどちらの治療行為から生じたか、どちらの責任かなどという話になりがちです。そのためB歯科医院としては、B歯科医院もその訴訟に紛争の当事者として巻き込まれる形になるであろうことを前提とする必要があります。そしてその訴訟において、A歯科医院から「B歯科医院の責任」だと主張されることはやむを得ない面がありますが、患者さんのほうから「B歯科医院もミスをした」「B歯科医院にも不法行為責任がある」などと主張されることのないよう、患者さんには懇切丁寧に説明を行い、慎重に治療を行うべきでしょう。

もっとも、歯科医療訴訟は患者さん側にもたいへんな金銭的および時間的な負担がかるので、重篤な後遺障害が生じたとまではいえないケースでは、トラブルが現実に訴訟まで発展することは稀でしょう。

5. セカンドオピニオン後の対応のしかたを知る

1) A歯科医院への連絡

セカンドオピニオンのために患者さんが来院したことを、A歯科医院に連絡する義務はなく、また患者さんとA歯科医院との関係に鑑み、患者さんの承諾なしに連絡すべきではありません。

A歯科医院への患者さんの承諾なしの連絡は、守秘義務の観点からも問題が生じ得ます。すなわち、連絡した事実を後日知った患者さんから、「正当な理由なく秘密を漏らされた」「プライバシー権を侵害された」などとクレームが出るおそれが十分にあります。

2) カルテの開示請求

また、患者さんとA歯科医院との関係が悪化し、本格的なトラブルに発展してしまった場合(すでに発展しているかもしれませんが)、B歯科医院が問題の部位の治療を受け入れていればもちろん、そうでなくともB歯科

CASE 10
医療過誤を認めさせることを目的としたセカンドオピニオン

医院は患者さんからカルテの開示を請求され、あるいは裁判所を含む第三者へ提出するための過誤に関する意見書の作成を求められる可能性があります。

カルテについては、個人情報の保護に関する法律（以下「個人情報保護法」といいます）およびガイドライン（「医療・介護関係事業者における個人情報の適切な取扱いのためのガイドライン」）により、患者さんから請求があれば開示することが求められているので、対応する必要があります。セカンドオピニオンでの診察をした場合は、カルテは後に開示請求され開示する必要があり、その結果、裁判において証拠とされ得るものと認識しましょう。その記載は慎重に行い、また客観的な事実に基づき記載し、あいまいな事実に基づいて記載しないことが重要です。また、患者さんのようすや、説明をした内容についても、細かく記載しておくべきです。

3）開示請求における開示の対象

カルテの開示請求があった場合、カルテそのものを開示するのは当然として、その患者さんについてのどこまでの書面を開示する必要があるかが、問題となるところです。これについては、原則的には以下のとおり、その患者さんの治療に関する書類一切を開示する必要があるというべきです。

個人情報保護法 25 条 1 項
○個人情報取扱事業者は、本人から、当該本人が識別される保有個人データの開示（…）を求められたときは、本人に対し、政令で定める方法により、遅滞なく、当該保有個人データを開示しなければならない。ただし、開示することにより次の各号のいずれかに該当する場合は、その全部又は一部を開示しないことができる。
一　本人又は第三者の生命、身体、財産その他の権利利益を害するおそれがある場合
二　当該個人情報取扱事業者の業務の適正な実施に著しい支障を及ぼすおそれがある場合
三　他の法令に違反することとなる場合

もっとも歯科医院としては、純粋な内部的な文書（アクシデントレポートなど。以下「内部文書」といいます）の開示をも求められるとすれば、患者さんに開示され得ることを前提に内部文書を作成せざるを得なくなります。そしてその結果、自由な文書作成、ひいては自由な意思決定が阻害されてしまいます。そこで、係る内部文書については、個人情報保護法25条1項2号の「業務の適正な実施に著しい支障を及ぼすおそれがある場合」に当たるとして、開示は拒否すべきです。しかし、個人情報保護法は原則として個人データの開示を求めており、その例外は限定的に解釈されるべきことから、歯科医院側としては、法的に内部文書の開示を裁判において求められた場合には、開示せざるを得なくなるケースもあり得ることを心得るべきでしょう。強制的に開示されるリスクを減らすために、開示したくない内部文書についてはカルテなどの診療録とは分けて別に保管しておくことを検討すべきです。別に保管することで、開示すべきカルテなどと一体のものと判断され強制的に開示させられる事態を防ぐことができるためです。

4）意見書

意見書については、作成に応じる必要はありません。患者さんのために協力することもできますが、「それはできません」と断っても問題ありません。

意見書の依頼が患者さんの弁護士から来るケースもありますが、それについても応じる義務はないので、同様に断ってしまって問題ありません。

なお、意見書の謝金についてはケースバイケースですが、弁護士から依頼をする場合は、たとえば50万円程度が考えられます。もっとも特に定まった金額はありません。意見書は、その作成に伴う労力に鑑みれば、歯科医師の善意により作成されるものというべきでしょう。なお、意見書の作成に応じた場合、裁判で意見書の内容についての尋問がなされるケースがあるので、その可能性についても事前に確認する必要があります。

CASE 11

無料での自費治療を要求するモンスターペイシェント

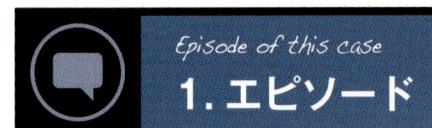

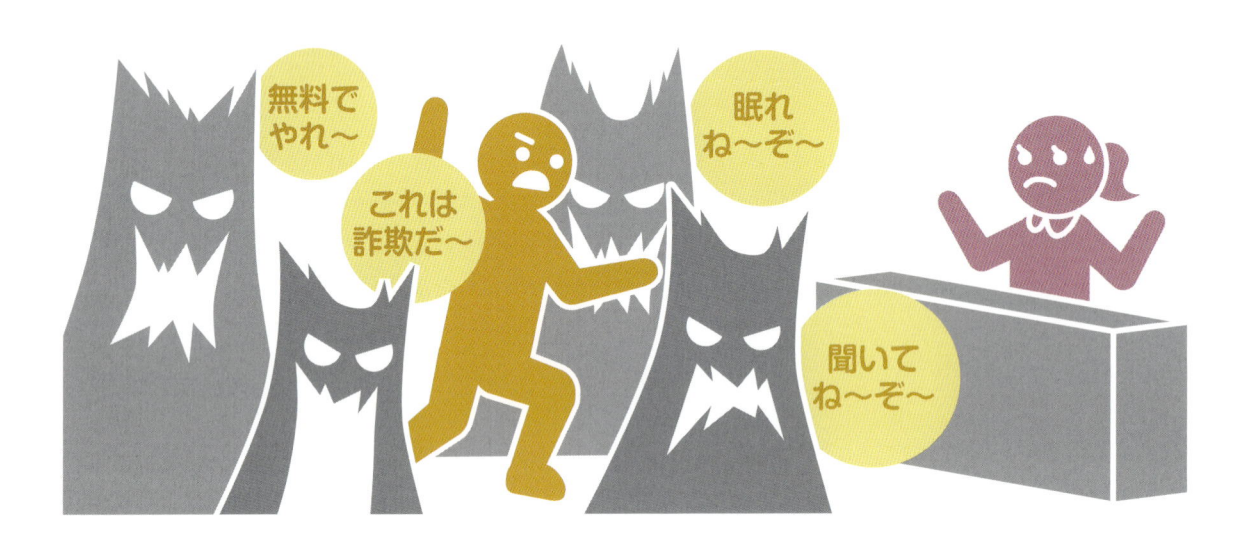

Episode of this case
1. エピソード

　ケース11の患者さんは60代の女性です。他医院にて1|をすでに自費診療で治療済みです。|1に大きなう蝕が確認され、治療することとなりました。歯科医師は患者さんの年齢から経済事情を考慮し、費用の件はくれぐれも無理のないようにと保険治療を促し、患者さんは同意しました。患者さんは自費治療への興味もあったようですが、費用面を考慮し、保険治療に納得したようでした。

　その後、来院した際に「こんなに削るとは聞いていない」「夜も眠れない」「このエックス線写真は他の患者のだ、詐欺だ」などと、待合室で大声でわめき豹変しました。突然の訴えに、歯科医師とスタッフは唖然とするばかり。その大声でわめき散らす姿は、まさしくモンスターペイシェントです。他の患者さんも茫然としています。歯科医師やスタッフは、何とかしなければと意を決し、患者さんとの距離を保ちながら対応しました。そして患者さんは、散々クレームを訴えたあげく、最終的には「もし、無料で隣の歯（自費診療）のようにしっかりとした材質でやってくれれば、許せる」と要求してきました。

CASE 11
無料での自費治療を要求するモンスターペイシェント

What do you thik about this case?
2. あなたならこのケースをどう考える？

Dr.Aの意見

> 逆に診療への妨害行為だと強く訴えるべきだ

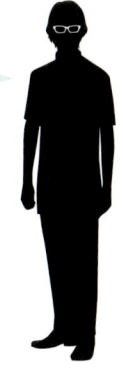

　このような患者さんは最近増えてきていると聞く。営業妨害であり、歯科医院側にはもちろん、善良な患者さんにとっても著しく迷惑な話である。このような患者さんの言いなりになる必要はない。そもそも患者さんの立場になって（年齢も考慮して）保険治療を促したのだから、非常に親切な歯科医師である。むしろ、待合室で大声でわめくなどしてくるのだから、診療への妨害行為だと逆に強く訴えるべきだ。どんなことがあっても断固とした姿勢をもって患者さんに接し、要望には絶対に応えるべきではない。それに、ここまでのことをされたのだから、今後の受診についても、他の歯科医院に行っていただくべきではないか。いつまた似たような事態になるかもわからない。歯科医師にとって、この患者さんと信頼関係を再構築することは困難である。

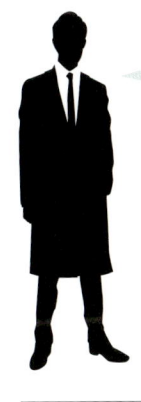

Dr.Bの意見

> これまで受領した治療費の返還と引き換えに転院を勧める

　患者さんの訴えがまったく意味不明である。通常の歯科治療をしているのであれば、このような訴えは明らかにおかしいことであり、待合室で騒ぎ立てるようすはまさにモンスターペイシェント以外の何者でもない。こんな患者さんの言動に巻き込まれることなく、「治療に間違いはない」と言い切ることが必要である。さらに「詐欺だ」などという患者さんの言動は許し難く、そのことを指摘し、強い姿勢をとるべきである。
　もっともこのような患者さんに絡まれ続けるのは御免なので、恨みを買わないようにしなければならない。そこで、これまでに受領した治療費を返還することと引き換えに、他医院へ転院することを勧めることはできないだろうか。

Dr.Cの意見

> 他医院でのセカンドオピニオンを促し経過をみる

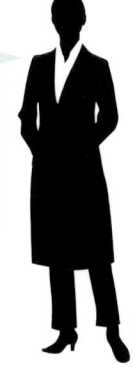

　歯科医師の説明にすでに患者さんは同意しているのだから、治療は成り立っている。さらに、患者さんが訴える内容はありえない話であり、言いがかりとしか感じられない。この患者さんは、他医院において自費治療で治療をしているようであるが、邪推すると、その他医院でも似たようなトラブルを起こしたのではないか。
　いずれにせよ、このような患者さんに対しては冷静に対応すべきである。感情がぶつかり合うことで、コトが大きくなりそうだ。よって他医院でのセカンドオピニオンを促し、「そのうえで話しましょう」とでも伝えておき、経過をみるのがいいだろう。

CASE 11

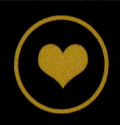

From a psychological point of view
3. 心理学的観点からどう対応できる？

ポイント

1．穏やかななかにも毅然たる態度を示す

　患者対応にあたって、患者さんのペースに巻き込まれてしまってはいけません。こちらの感情をコントロールし、穏やかななかにも毅然たる姿勢で患者さんの話を聴くことが大切です。

2．面談のゴールを決め提案する

　患者対応にあたっては、あらかじめ歯科医院の方針を定め、面談のゴール（提案）を準備しておきます。

3．事態を招かないためのリスクマネジメントを導入する

　患者さんが治療説明を十分に理解し、納得したうえで治療を進めるために、リスクマネジメントを考えたシステムを導入しましょう。

1．穏やかななかにも毅然たる態度を示す

　治療に関して明らかに不条理な訴えをする患者さんや、待合室で大声でわめき他の来院者に迷惑をかける患者さん、散々クレームを言ったあげく自分の要望を通そうとする患者さん——。このような困った患者さんへの対応は、非常にストレスを感じるものです。こちらとしてもけっして気持ちは穏やかではいられません。患者さんの言動に怒りを覚え、やがて両者の感情のぶつかり合いが始まり、言い争いにまで発展することもあります。逆に、患者さんの暴言を恐れるがため、こちらの意見や感情を抑えてしまい、次第に患者さんのペースに巻き込まれてしまうこともあります。いずれにせよ、解決の道は遠くなっていくばかりです。

　困った患者さんとの対応でもっとも大切なことは、自らの感情コントロールです。人は感情を持つ生きものであり、このような患者さんに対して怒りや焦り、不安や恐れを抱くのは自然のことです。しかし、感情のぶつかり合いはコトを大きくしていくばかりで、解決を生むことはありません。ここは『解決』することを強く意識し、『患者さんに巻き込まれない冷静さと凛とした姿勢』を意識することが大切です。

CASE 11
無料での自費治療を要求するモンスターペイシェント

そのためには、まず気持ちのコントロールが重要です。人とのコミュニケーションで相手に伝わるのは言語ではなく、むしろ言葉以外（非言語的コミュニケーション）であることはよく知られています。相手が言葉を発しなくとも、「何だか今日は機嫌が悪いようだな」と感じることは、誰もが経験していることではないでしょうか。私たちは無自覚的にも非言語的コミュニケーションから相手の状態を感知しています。その情報の多くは『感情』にあります。怒り・不安・焦り・恐怖といった感情は、確実に相手に伝わっていきます。患者さんとの面談でこちらがとるべき姿勢は、こうした感情移入を避け、中立な姿勢を保つことです。

さらにこのケースにおける患者さんに対してもっとも重要なポイントは、『穏やかななかにも毅然たる態度を示す』ことです。この姿勢は面談の空気をつくりあげ、患者さんに巻き込まれることを防ぐことができます。

面談の際、まずは患者さんに話をさせます。患者さんは一方的に訴えてくることが予測できますが、一定時間を過ぎると患者さんの訴えはトーンダウンします。その状態を見極め、こちらの話をし始めることで面談の流れをスムーズに変えていきます。

2. 面談のゴールを決め提案する

Dr.A、Dr.Bの「患者さんの訴えは不条理であり、意味不明であり、表現も暴言的であることから、患者さんの要望には応えるべきではなく、強い姿勢を示すべきである」との意見にはまったく同感です。さらに最終的な結論と今後の提案を加えることで、この患者さんの今後の行動をコントロールすることが可能です。面談にあたって、あらかじめ『ゴール』を定め、患者さんに示すいくつかの提案を用意しておくと効果的です。

1）ゴールを定める

このケースでは、以下の内容をゴールとして定めてみます。
- 患者さんの要求である自費治療に無償で切り替えるという選択肢は提供しない。
- 歯科治療には問題がないことを伝え、セカンドオピニオンを促す。必要があればカルテの開示とコピーを提供することを伝える。
- 当医院で治療を継続したいのであれば、このまま保険治療で進める以外の方法はなく、訴える症状が改善することは期待できないことを伝える。

このようにあらかじめゴールを決定しイメージしてみると、このケースでは Dr.C の『セカンドオピニオンの提案』は有効であると考えます。

2）患者対応のしかた

（1）治療説明とデータに関しての伝えかた

治療説明に関しては、カルテの記録から伝えます。歯科医師は患者さんの年齢と経済事情を考慮し保険治療を促したことから、そのやりとり（患者さんとの会話）と患者さん同意のうえで治療を進めたという事実があります。その記憶から、患者さんに再認識してもらいます。またエックス線写真に関しては、口腔内と照らし合わせながら解説します。患者さんが納得いかない場合は「○○さんのエックス線写真は、こちら以外には当医院にはありません」とはっきり示します。

（2）歯科治療に問題はないことの伝えかた

このケースの歯科治療に関して、問題はないことをはっきりと伝えます。過去における同様の歯科治療の際にも問題はなく、たとえ10人の歯科医師がこの治療に携わったとしても同様の治療がなされるであろうことを告げます。

CASE 11

> 【提案1】治療の継続
>
> 　このまま治療を継続するか否かの提案をします。その際、患者さんの要望である無償で自費治療に切り替えることは受け入れません。理由として、「患者さんの訴えに値する症状は、たとえ自費治療に切り替えても改善するものではないので、無意味である」ことを伝えます。

> 【提案2】セカンドオピニオンを促す
>
> 　当医院での治療の限界を示し、もし患者さんの訴える症状が他医院で改善する期待があれば、それが賢明であることを伝えます。それにあたっては、必要ならばカルテの開示とコピーをとり、それを持って他の歯科医院への相談も可能であることを伝えます。さらに「経過をみて、何かあればいつでもご相談に応じます」と加えることで、この事態を歯科医院側は回避するものではないことを示します。

図11-1　ケース11における患者さんへの提案。

（3）最終提案のしかた

「このような状況で、当医院では〇〇さんに何をして差上げられるかを考えてみました。こちらからのご提案をいたしますので、〇〇さんがお考えになり、決定してください」と前置きしたうえで、提案と提案理由について述べます（図11-1）。

患者さんがこの場で納得せず、再び不条理な訴えや暴言を吐くことがあれば、弁護士に介入してもらい、法的に解決を求めることをお勧めします。

3. 事態を招かないためのリスクマネジメントを導入する

不条理な訴えや暴言を展開する患者さんに対して、起こり得るトラブルを回避するためのリスクマネジメントは不可欠です。ここで紹介する『治療前のフィードバックシート』（図11-2）は、必要に応じて患者さんに活用することで、情報記録として役立つと思います。本シートはトラブルに発展しそうな患者さんのみならず、すべての患者さんに適応します。

本シート活用の意義として、2つの目的をあげることができます。1つめは、患者さんのあいまいな理解、不確かな認識を補うことです。臨床では、こちらの説明内容が必ずしも患者さんに完璧に伝わっているとは限りません。シートを通して患者理解を深め、双方的なコミュニケーションを成立させることができるでしょう。2つめは、双方の誤解を解消する記録とすることです。人の記憶は、時間の経過とともに希薄になり、さらに変化します。好ましくない事態に陥らないためにも、誤解が生じた際にはシートを活用してコミュニケーションを図るとよいでしょう。

なお、患者さんによってはこうしたシートを好まない方もいるかもしれません。その際は「患者さんに安心して治療を受けていただくために当医院では努力をしておりますが、患者さんの意思を尊重いたします」とやわらかくお伝えし、その旨をカルテに記録して残しておくとよいでしょう。後にもしトラブルが生じた際には、シートの記録は大切な情報となります。

CASE 11
無料での自費治療を要求するモンスターペイシェント

【 治療前のフィードバックシート 】

患者氏名：＿＿＿＿＿＿＿＿＿＿＿＿＿＿＿＿

配付年月日：　　年　　月　　日
担　当　者：＿＿＿＿＿＿＿＿＿

> 治療説明を終えた患者さんに配付します。
> 患者氏名および配付年月日と担当者氏名を記入します。

治療の説明を受けられた患者さんへ
　歯科治療の説明は専門的なお話もあり、少々、わかりにくい点もあったかと思います。当院では患者さんが治療を受けられるにあたって、治療内容を十分に理解していただき、納得されたうえで治療にのぞまれることを願っています。つきましては、本シートにご記入いただき、提出していただきますようお願いいたします。
　本シートにご記入いただいた内容をご理解していただきましたうえで治療へ進めさせていただきます。

> 本シートを配付した際には、必ずカルテに「配付マーク」を入れます。仮に患者さんから提出されなかったとしても「治療への同意」が認められたものとしますので、後になってトラブルが生じた際には重要な記録となります。

1）本日ご説明した内容で、難しかった点やわかりにくかった点などがございましたらお知らせください。

> 1）2）の質問では、治療にあたっての患者さんの不確かな認識や気持ちを明確にし、次回の来院時に解決してあげることで、患者さんの思い込みや誤解を防ぐことができます。

2）治療にあたって、気になることや不安なことがございましたら、些細なことでも構いませんのでお知らせください。

備考：（この欄は担当者が記入します）
担当者：＿＿＿＿＿＿＿＿＿
記載日：　　月　　日

> 患者さんの質問に回答したという記録や特記することがあれば記載します。

◆治療を開始してもよいと判断されましたらご署名をお願いします。

ご署名：＿＿＿＿＿＿＿＿＿＿＿＿＿＿＿＿

> 患者さんの了解を得たら署名してもらいます。

図11-2　治療前のフィードバックシート（原本は159ページ）。

CASE 11

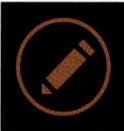

From a legal point of view
4. 法的観点からどう対応できる？

ポイント

1. クレーマーへの対応について知る

　異常な主張をし、自己の求めを実現しようとする患者さんは、『言いがかりであると認識している』ケースと、『自覚がなく心から被害者であると思い込んでいる』ケース（言いがかりと認識していないケース）があります。

　『言いがかりであると認識している』ケースは、因縁づけですから毅然と対応し、絶対に理由なく非を認めるような対応をしてはなりません。『言いがかりと認識していない』ケースでは、丁寧な説明を繰り返すことが重要ですが、誤解が解けない場合は、毅然と対応するよりありません。

2. 毅然とした対応をする

　毅然と対応する場合は、「非がないので無料での自費治療などはできない」ことをはっきり伝えます。院長が対応せざるを得ないケースが多いでしょうが、スタッフなどを同席させるべきです。対応する場所は、会議室など他の患者さんの目の届かない場所が望ましく、患者さんの指定する場所に出向くことは厳禁です。また、ICレコーダーなどを準備し、やり取りを録音すべきです。面談のやりとりは、秘密録音されているものと心得ましょう。また、最初に面談時間を区切ることが重要です。

　患者さんが物を壊したりした場合は、110番通報をしてください。面談が終了したら、カルテに記載するなどして、詳細に文書化しておく必要があります。

　以上の対応をしてもクレームが続く場合は、それ以上の対応はせず、必要に応じ弁護士に相談すべきです。なお、患者さんから文書の提出を要求されても、断りましょう。また、患者さんはう蝕の治療中ですが、信頼関係はありませんので、患者さんが行った迷惑行為をまとめた書面を作成し交付したうえで、他医院の受診を強く勧めるべきです。

1. クレーマーへの対応について知る

1) 患者さんの言い分の検討

　このケースでは、患者さんが「こんなに削るとは聞いていない」などと主張しています。患者さんへの説明義務は、診療契約上の重要な義務ですので、それが不十分であったとすれば歯科医師側に落ち度があったといえます。しかしこのケースでは、事前に⎿1に大きなう蝕があり、保険治療を行うことを説明して同意を取得しています。さらに患者さんの『大声でわめき豹変する態度』『無料での自費診療を要求する態度』に鑑みると、このケースの本質は『患者さんがクレーマーであり、無料で治療を受けようと言いがかりをしている』と考えるべきでしょう。

　同様の理由から、「このエックス線写真は他の患者の

CASE 11
無料での自費治療を要求するモンスターペイシェント

だ、詐欺だ」などと主張していますが、そういったことはないでしょうから、患者さんの主張は異常であり、これも『無料で治療を受けるがための言いがかりに過ぎない』と考えるべきでしょう。もっとも、万が一のためエックス線写真がその患者さんのもので間違いがないか確認すべきです。

なお、このような異常な主張をし、自己の求めを実現しようとする患者さんは、『自分の主張が言いがかりであると認識している』ケースと、『自分の異常な主張について自覚がなく、心から被害者であると思い込んでいる』精神疾患が疑われるケースがあります。

2) 患者さんが言いがかりと認識している場合の対応法

『自分の主張が言いがかりであると認識している』ケースでは、患者さんは歯科医院側に対し因縁をつけて、無料で自費治療をしてもらおうと考えています。このケースでは、こちらの可能性が高いです。

このようなクレーマーの申し出を一度でも受け入れてしまうと、さらなる要求に結びつきます。すなわち患者さんは、「この歯科医院は因縁をつければまた無料で治療をしてくれるだろう」と判断します。また無料で治療をすることで、歯科医院側が非を認める格好となり、そのこと自体が「医療ミスをした」との因縁づけの材料となってしまいます。その結果、クレーマーにつけ入るすきを与えることになり、要求は発展し、「賠償金を支払え」と金銭請求に繋がってきます。

以上から、この患者さんには毅然と対応し、絶対に理由なく非を認めるような対応をしてはならないことになります。意図的なクレーマーは、利益になると考えると異常な執念を持って執拗に迷惑な行為を繰り返してきますので、そうならないよう不当な要求には応じず、クレーマーに「これは手ごわい」「いくら請求しても無駄だ」と早期に理解させる必要があります。

3) 患者さんが、言いがかりと認識していない場合の対応法

異常な主張をしていても、それが異常ではないと思い込んでしまっている患者さんもいます。そのようなケースでは、まずは説明を行い、患者さんの認識は誤っていることを伝えます。その際には、できるだけ証拠となる書面（たとえばこのケースでは問題のエックス線写真）を提示しつつ、スタッフも同席させたうえで丁寧に対応します。

それでも理解しない場合は、毅然とした対応を行うとともに、転院を促すべきでしょう。なぜなら、歯科医院側にミスがないのに患者さんの無理な要望を聞き入れることは『患者さんの平等取扱いの原則』に反しますし、また思い込みが激しく大声でわめき、他の患者さんに甚だ迷惑な行為をする患者さんとのあいだでは信頼関係の構築は困難で、治療を継続すべきではないからです。

なお治療にあたり連帯保証人をとっている場合は、その連帯保証人が仲介役となって、クレームを抑えてくれるケースがあります。連帯保証人に事情を説明すると、患者さんの主張に理由がないことを理解してくれるケースが多いからです。また、このようなクレームを行う患者さんは日常生活においても周囲で類似のトラブルを起こしていることがあり、そのような場合は事情を説明すると連帯保証人がただちに理解し、事態の解決のためにすぐに動いてくれることも少なくありません。もっともこのケースは保険治療であり、連帯保証人をとっていないと思われますので、この方法は困難でしょう。

2. 毅然とした対応をする

1) 丁寧かつ明確な説明

毅然とした対応方法ですが、まず患者さんに、
・う蝕の歯を削って、保険治療で被せることについて説明をしたこと。
・エックス線写真は患者さん本人のものであること。
など歯科医院側の主張をあらためて伝えます。そのうえで、「歯科医院側に非がないので、無料での自費治療などはできない」ことをはっきり説明します。そして「他の患者さんに迷惑なので、お帰りください」と対応すべきです。

CASE 11

2）クレーマーへの対応者

院長などの代表者と担当歯科医師が別である場合は、可能であれば担当歯科医師が対応すべきです。そうすれば、「院長に確認してから回答します」との回答留保の対応が可能だからです。顧問弁護士などに対応をお願いできればなおよいでしょう。

しかし、一般的な歯科医院を考えると、クレーム対応を任せるには担当歯科医師の経験が浅かったり、院長自身がその患者さんを担当していたりするので、院長が対応せざるを得ないケースが多いと思われます。院長などが対応する際には、脅迫行為や軟禁などされないよう、スタッフを同席させるなど複数名で対応すべきです。

3）対応場所および会話録音

対応する場所は、可能であれば会議室などの他の患者さんの目の届かない場所が望ましいといえます。また対応に際してはICレコーダーなどを準備し、録音する旨を患者さんに告げ、やり取りを録音するべきです。ポイントは、患者さんの許可を求めるのではなく、『さも当然のことのように』『さも必須の手続きかのように』録音の開始を告げ、録音してしまうことです。パソコンなどの不具合についてメーカーに電話で問い合わせをすると、最初に「品質向上のために録音します」云々と自動音声で告げられますが、あれをイメージしてください。患者さんから「録音するな」と言われても、「録音することになっています」と録音してしまいましょう。

なお、患者さんから「自宅に来い」あるいは「指定の場所まで来い」と言われるケースがあります。これについては、歯科医院側に非がないケースにおいて出向くような対応をしてはいけません。出向いてしまうと、相手の土俵で交渉をすることになり軟禁状態となるリスクがあり、患者さん以外の人物が大勢で待っている可能性もあります。必ず歯科医院側で話し合いの場所を設けましょう。

なお、患者さんから公共の場所を指定されても、そこに出向くことは控えるべきです。冗談かと思われるかもしれませんが、実際にあった例で、ファミリーレストランを待ち合わせ場所に指定され、公共の場所だと安心して出向いたところ、入り口で先方が待っており、即座に先方の自家用車に誘導され、その結果、車内で軟禁され恫喝され続けたケースがあります。

4）面談における注意点

面談のやりとりは、患者さんに秘密録音されているものと心得て、発言は慎重にすべきことは当然です。このケースのような言いがかりをつけられると、歯科医師としても心中穏やかではありませんが、冷静な対応が必要であり、無用に患者さんを興奮させる発言をしてしまうと、受傷被害にあったり、また患者さんからのさらなる嫌がらせ行為を誘発したりすることになりかねません。

なお、患者さんのクレームを受ける際は、「いついつまでです」と時間を区切ることが重要です。なぜなら、時間を指定しないと超長時間にわたりただひたすら自己のクレームと要求を繰り返し、こちらが根負けすることを狙ってくるケースも多いためです。そのため、クレーマー対応を始めたら、冒頭で「予定があるので、何時何分までです」とはっきり宣言し、時間になったらただちに終了する必要があります。

面談のなかで、患者さんの気持ちが高ぶり、患者さんが物を壊したり、あるいは暴行に及んだりした場合には、すぐに110番通報をしてください。事前に患者さんに、「このままでは110番通報する」と通告する必要はありません。さらなる被害を招かないために、早期の110番通報が重要です。

面談が終了したら、その内容についてカルテに記録するなどし、詳細に文書化しておいてください。

5）クレームが収まらない場合

以上の対応をしたうえで歯科医院側の態度を伝えても、なおクレームが続く場合は、「すでにお伝えしたとおりです」と、それ以上の新たな対応をしないことが重要です。さらに面談の機会を設ける必要もありません。時間の経過で、患者さんのクレームが沈静化するケースは多いです。

時間が経過し、それでもクレームが続いている場合は、歯科医師会の医事紛争対応部門、あるいは弁護士に相談することも検討すべきでしょう。

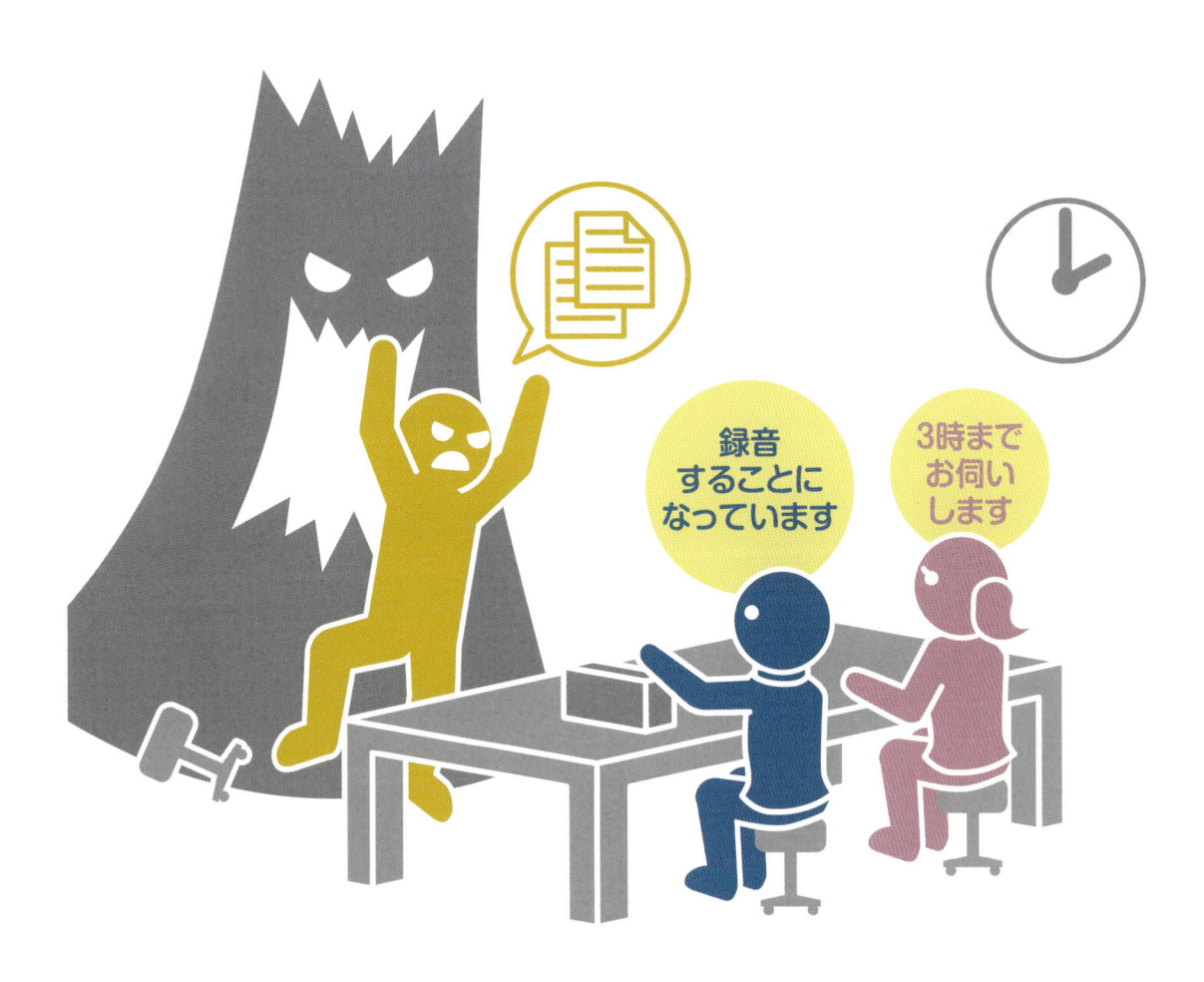

CASE 11
無料での自費治療を要求するモンスターペイシェント

6) 文書の要求をされた場合

このような患者さんは、「クレームに対する歯科医院側の回答を文書で出して欲しい」などと要求してくるケースがあります。しかし、文書で回答する義務はありません。また、作成し交付した場合、文書が独り歩きし、あるいは些末な点をとらえ攻撃材料とされるなどのリスクが小さくありません。このようなクレーマーたる患者さんからの文書の要求は断りましょう。クレームの対応時に、患者さんから「文書で回答しろ」と大声で要求され、その場の追及をしのぐために「後日文書を出します」と、患者さんに約束してはいけません。

7) 今後の治療継続の是非

このケースでは、患者さんがう蝕の治療中であり、今後も治療を継続するか判断する必要があります。

これについては、歯科医院側と患者さんとの信頼関係は崩れており、いつ同様の理不尽なクレームが行われるかわからないため、患者さんが行った迷惑行為をまとめた書面を作成し交付したうえで、他医院の受診を強く勧めるべきです。

もっとも、患者さんが治療の継続をなおも希望した場合は、歯科医院やその患者さんに迷惑な行為をしたことを認め、「二度とせず、もしまた迷惑行為を行った場合は受診しません」といった内容の書面にサインをさせたうえで、治療の継続を認めることも考えられます。

しかし、応招義務の問題はありますが、なされた迷惑行為がひどく、信頼関係を再構築することが不可能というよりない場合は、受診を拒否せざるを得ないでしょう。この点の判断は、具体的な事情を踏まえ決断するべきであり、診療拒絶の手続きも慎重に行う必要がありますので、弁護士に相談をすべきです。

CASE 12

世間話から流出した個人情報？！

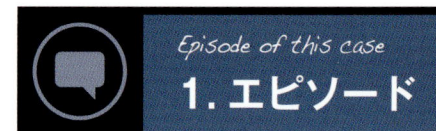

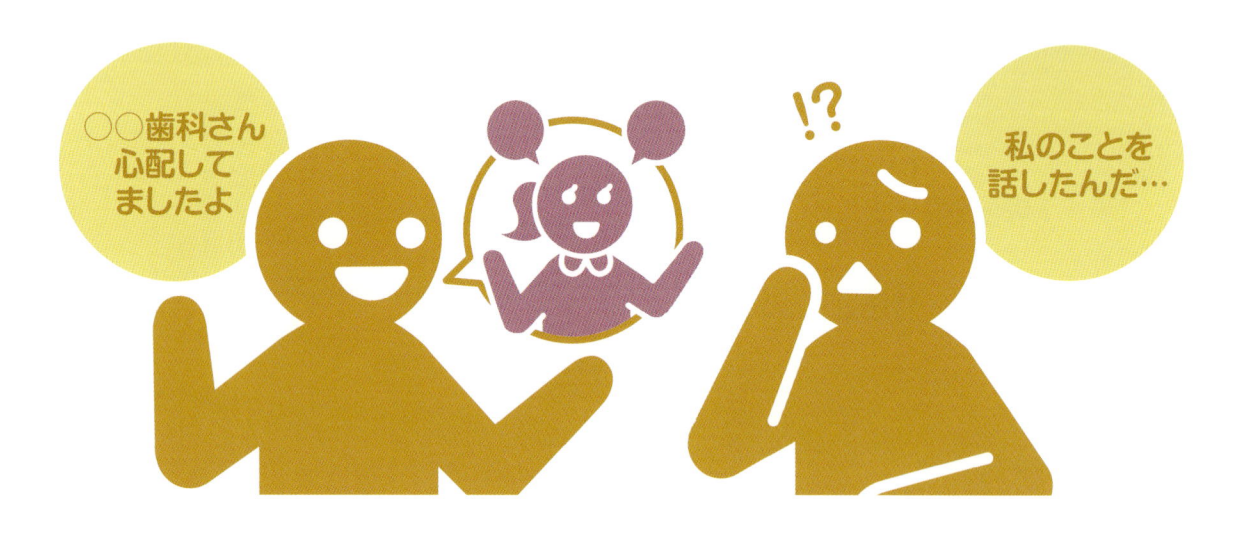

Episode of this case
1. エピソード

○○歯科さん心配してましたよ

私のことを話したんだ…

　ケース12の歯科医院は地域密着をモットーとしており、患者さんとスタッフはとてもフレンドリーな関係です。地元での評判はとてもよく、その評判を支えている1つの大きな柱が、スタッフたちの人当たりのよさなのです。特に、昔から勤めてくれている最年長のスタッフは看板スタッフともいうべき人物で、この歯科医院に欠かせない存在となっています。院長は、このスタッフたちが患者さんととても良好な関係を築いていることに、いつも感心しています。そして院長は、高いモチベーションを維持して勤務を継続してもらえるようにと、常日頃から格別の配慮をこのスタッフたちに行っており、スタッフたちも、看板スタッフを筆頭に院長の気持ちを汲んで期待に応える働きぶりを続けてくれています。

　あるとき、そのスタッフと患者さんが世間話をしている際に、たまたま他の60代女性の患者さんの話題になりました。そして後日、話題に上がった患者さんが来院しました。どうやらその患者さんは、そのスタッフが『自分のことを他の患者さんに話した』ことに腹を立てたようです。「こちらの歯科医院では、安易に患者さんの情報を他人に話してしまうのですか？」とクレームが出ました。

CASE 12
世間話から流出した個人情報？！

What do you thik about this case?
2. あなたならこのケースをどう考える？

Dr.Aの意見

個人情報管理は徹底するようスタッフの教育を徹底すべき

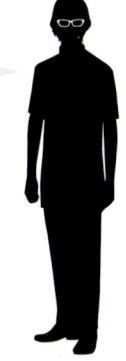

　地域密着であれば、近隣の患者さんが集まることが多く、待合室で患者さんにフレンドリーに接することができるといった利点もあるが、その一方で、このケースのように患者情報には十分注意を払う必要がある。患者さんの言動から、おそらく患者さんどうしはそれほど仲のよい関係ではない感じを受ける。ひとまずクレームの患者さんの話を聞き、怒りに対してはお詫びをするしか方法はない。加えて、スタッフとのあいだで同様の事態が生じないよう、医院内でしっかりと協議の場を持つ必要がある。おそらくスタッフに悪気はなかったのだろう。しかし一方で、個人情報の管理は徹底する必要がある。この医院の、地域密着型でフレンドリーなよさを壊さない形での個人情報流出を防ぐ方向性を思考し、スタッフ教育を徹底するべきである。

Dr.Bの意見

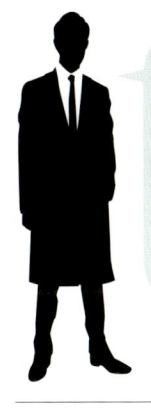

「絶対に患者さんの話はだめ」ではなく、程度の問題ではないか

　歯科医院内での会話なので、おそらく内密な内容ではなかったかと思う。しかし患者さんは過剰に反応していることから、要注意人物、つまり以後は気をつけなくてはならない患者さんかと思う。こうした患者さんは、そのときの思いを後々まで引きずってしまうことが予測されるため、現時点の対応としては、まずは患者さんから『どのような発言が不愉快だったのか』を聞き、漏えいに至った事実関係を正確に把握する必要がある。これは予想だが、スタッフが話した世間話の内容は、こういっては失礼だが、たいしたことではないのではないか。たしかに個人情報の保護は重要なのだろう。しかし世間話でのちょっとした患者さんの話については、常識的にいって許容してもよいのではないかと思う。このケースがどうかは定かではないが、一律に『絶対に患者さんの話はだめ』ということではなく、程度の問題だと考える。

Dr.Cの意見

患者さんの誤解を解くことが先決

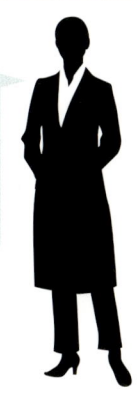

　どうやら患者さんは誤解をしているようだ。歯科医院のスタッフが患者さんの情報を流出させるはずがない。おそらく人から人へ話が伝わるなかで尾ひれがついて、誤解を招く情報として本人に伝わってしまったことが考えられる。患者さんの不快な気持ちを取り除くためにも、誤解を解くことが先決であると思う。誤解されたままこちらが謝罪してしまうと、非を認めたことにもなりかねない。不信感を増強させないためにも、こちらも発言していくべきである。誤解を解くことで、クレームについても自然に解消されるのではないだろうか。

CASE 12

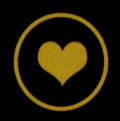

From a psychological point of view
3. 心理学的観点からどう対応できる？

ポイント

1. 患者さんの『恐れる事態』とは何かを知る

患者さんの言動から、非常にナーバスになっていることが窺えます。患者さんの言動の背後には、何らかの事態になることを恐れていることが想像できます。そこにはどんな患者心理があるのかを探ることで、対策がみえてきます。

2. 患者心理を考慮した対策を考える

患者さんが不愉快な思いをしたのは事実であり、歯科医院で生じた出来事でもあるため、慎重に対応を考えることが必要です。

3. 事態を招かないためのリスクマネジメントを導入する

こちらの何げない一言によって、患者さんが想像以上に過敏に反応してしまうことや、誤解を招くことがあることを念頭に置き、ルールを定めることが大切です。

1. 患者さんの『恐れる事態』とは何かを知る

地域密着型の歯科医院では、患者さんどうしがフレンドリーであり、待合室も温かい雰囲気で包まれます。こうした雰囲気はとても喜ばしいことではありますが、一方でこのケースのような患者さんも来院するということを知っておくべきです。

人は、ものの感じかた・考えかた・とらえかた・認識のしかたがそれぞれ違います。たとえば、こちらから診療以外の話（患者さんの家族のことなど）をしたとします。ある患者さんは、「自分の家族のことまで意識を向けてくれるのだ」と親近感を感じます。しかしある患者さんは、「治療に来たのに家族のことまで聴かれるのは不快だ」と感じます。さらにある患者さんは、「何か情報を得ようと家族のことを聴いているのではないだろうか」と不審に感じます。こうした認識の相違は『信頼関係』によっても異なりますが、それ自体もそれぞれの患者さんが『何をもって信頼なのか』という考えかたによっても異なってくるものです。

このことを念頭に入れて考えると、今回のケースは、世間話をした患者さんもスタッフもけっして悪気があって発言しているわけではないのですが、訴えてきた患者さんにとっては不愉快に感じてしまったのでしょう。そうした状況のなかで優先すべきことは、不愉快に感じた患者さんの立場に合わせ、物事を考えていくことです。

CASE 12
世間話から流出した個人情報？！

患者さんは、どのような会話（医院内での世間話）に、どのような感情を抱き、何を考え、さらにどのような事態になることを恐れているのでしょうか？ 患者心理を探ることが解決の糸口になります。

患者さんとの面談にあたっては、患者さんが話しやすいようにするために、当事者ではなく別のスタッフが担当することもよい方法です。また、患者さんの心理的防衛を緩和させる必要があるので、患者さんの心理的安心（この人に話しても安心であると感じる心理）・心理的安全（このことを話しても安全であると感じる心理）を確保しなければなりません。「当院の失礼がありましたら、お詫びしなくてはなりません。○○さんのお気持ちを理解させていただきたく思いますので、どうかお話をお聴かせいただけますか？ お話の内容は守秘いたしますので、どのようなことでも安心してお話くださるようお願いします」と投げかけるとよいでしょう。

>＜質問例＞
>ご気分を害されたことについて、詳しくお話を聴かせていただけますか？
>
>＜患者さんの返答（例）＞
>先日、こちらの歯科医院で息子の話が出たそうですね。「以前は歯のクリーニングによく来てくださっていたけど、最近ではずっとみえてないですが、元気にされてますか？」とAさん（患者さん）に尋ねたそうじゃありませんか？ すでにAさんから聴いたと思いますが、息子は仕事を辞め、今は就活中です。Aさんは「スタッフの方が心配しているようだったので、息子さんは元気にしていると伝えておいたからね」と言っていました。待合室にも他の患者さんはいらしたでしょうし、息子の話題を出してほしくはありませんでした。

患者さんの言動から「息子さんは仕事を辞め、現在、就活中であること」「待合室では他の患者さんがいるのに、息子さんの話題が上がったこと」を気にしていることが窺えます。この会話からすると、どうやら患者さんに誤解が生じていることもあるかもしれません。

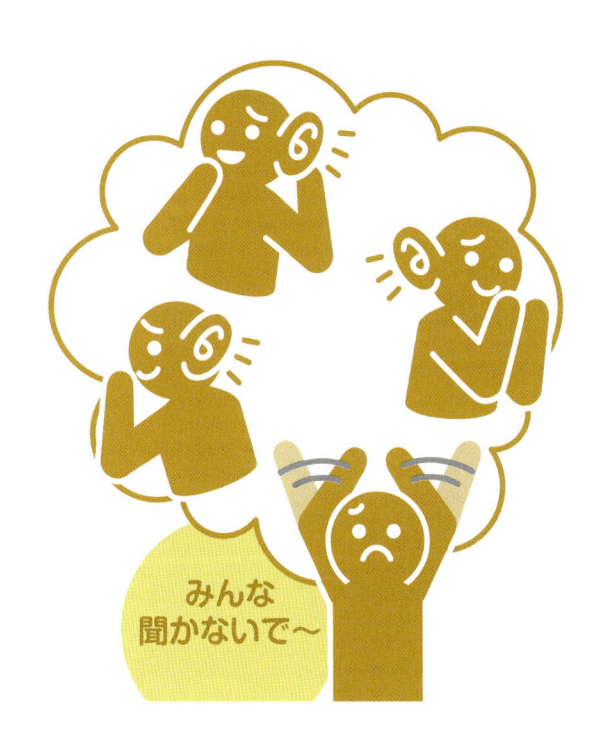

2．患者心理を考慮した対策を考える

患者さんにとって『恐れる事態』を解決できれば、再び患者さんからの信頼は取り戻せます。そのコミュニケーションについて考えていきましょう。

上述の患者さんの情報から、患者さんにとって恐れる事態は『息子さんの情報が待合室にいる他の患者さんの耳に入っていく』ことと予測されます。患者さんの不安や懸念の解決向けて、次に示す対応をしてみましょう。

1）患者さんの気持ちへの労いを示す

患者さんのお話を聴いた後、すぐに詫びるよりも、まずは患者さんの気持ちを労うことを優先したほうが、重みを感じてもらえます。

>＜対応例＞
>お話してくださいましてありがとうございました。嫌な思いをされてしまったこと、お気持ち伝わってまいりました。大変申し訳なく思っております。

CASE 12

2）事実を伝える

　患者さんの話を受け入れ、理解したというこちらの姿勢が示されれば、患者さんもまた聴く耳を持ってくれます。この段階で事実を伝えます（あるいはこちらの話をします）。

　なお、仮に患者さんに誤解が生じていたとしても、それを追求することはしません。ここでのコミュニケーションは、『患者さんの情報とこちらの情報のどちらが正しいか』と白黒決着をつけることが目的ではなく、患者さんにとっての『恐れる事態』への解決です。

> **＜対応例＞**
> 　スタッフの情報によると、Aさんとの会話のなかでの息子さんの話題は「以前、当院の入り口でお年寄りが転んでしまったところを息子さんが助けてくださった」ことでして、それで話が盛り上がっていたようです。受付スタッフは、最近の息子さんのご事情を把握しておりませんでした。懐かしく思ったのか、Aさんに「そういえば、最近、来院されていませんが、お元気でしょうか？　お会いした際にはよろしくお伝えください」とお伝えしたとのことでした。

3）『歯科医院の気持ち』として伝える

　患者さんの指摘から学ぶことは多くあります。歯科医院内で個人に降りかかった出来事であっても、それは歯科医院全体で共有すべきであると考えます。

　今回の件は、誰もがけっして悪気があってのことではなく、患者さん側に誤解が生じていたことでした。しかし私的な発言は、時として思わぬこととなって発展していく可能性があることも学びました。こうした経験をスタッフ全員で学ぶことをお勧めします。

　何らかの出来事が生じた際には『スタッフの誰が何をしたのか』ということに意識を向けるのではなく『患者さんに何が起こったのか』に焦点を当てて考えていくことで、解決に向けてのコミュニケーションが展開していきます。組織力の向上、組織力の強化はこうしてつくりあげていくものだというのが筆者の見解です。

> **＜対応例＞**
> 　○○さんのご指摘のとおり、待合室では他の患者さんもいらっしゃることですし、話題の内容は問わず、患者さん個人の話題を口にすべきではありません。この度は、○○さんには大変不快な思いをさせてしまったことをお詫び致します。
> 　また、貴重なご指摘を心より感謝致します。担当の＊＊には、私が責任を持って指導いたします。今回の件は、本人だけではなく、歯科医院全体の問題でもあります。
> 　ご指摘をしっかり受け、今後、皆で意識を強化してまいりたいと思います。
> 　実は、担当スタッフの＊＊もとても気にかけております。本人からも、もし失礼がありましたらお詫びを申し上げたいとのことですが、連絡をさせてもよろしいでしょうか？

3．事態を招かないためのリスクマネジメントを導入する

　上述したように、こちらにとっては何げない一言が、患者さんに違った意味合いで伝わっていくことは、けっして珍しいことではありません。今回は、患者さんが訴えてくれたことで判明しましたが、発言されない患者さんであれば、ずっと誤解を招いていることになります。逆にフレンドリーな患者さんにとっては、マニュアル的な対応を冷たく感じてしまう恐れもあります。心理学観点からみた患者対応は、深い意味をもちます（拙書『心

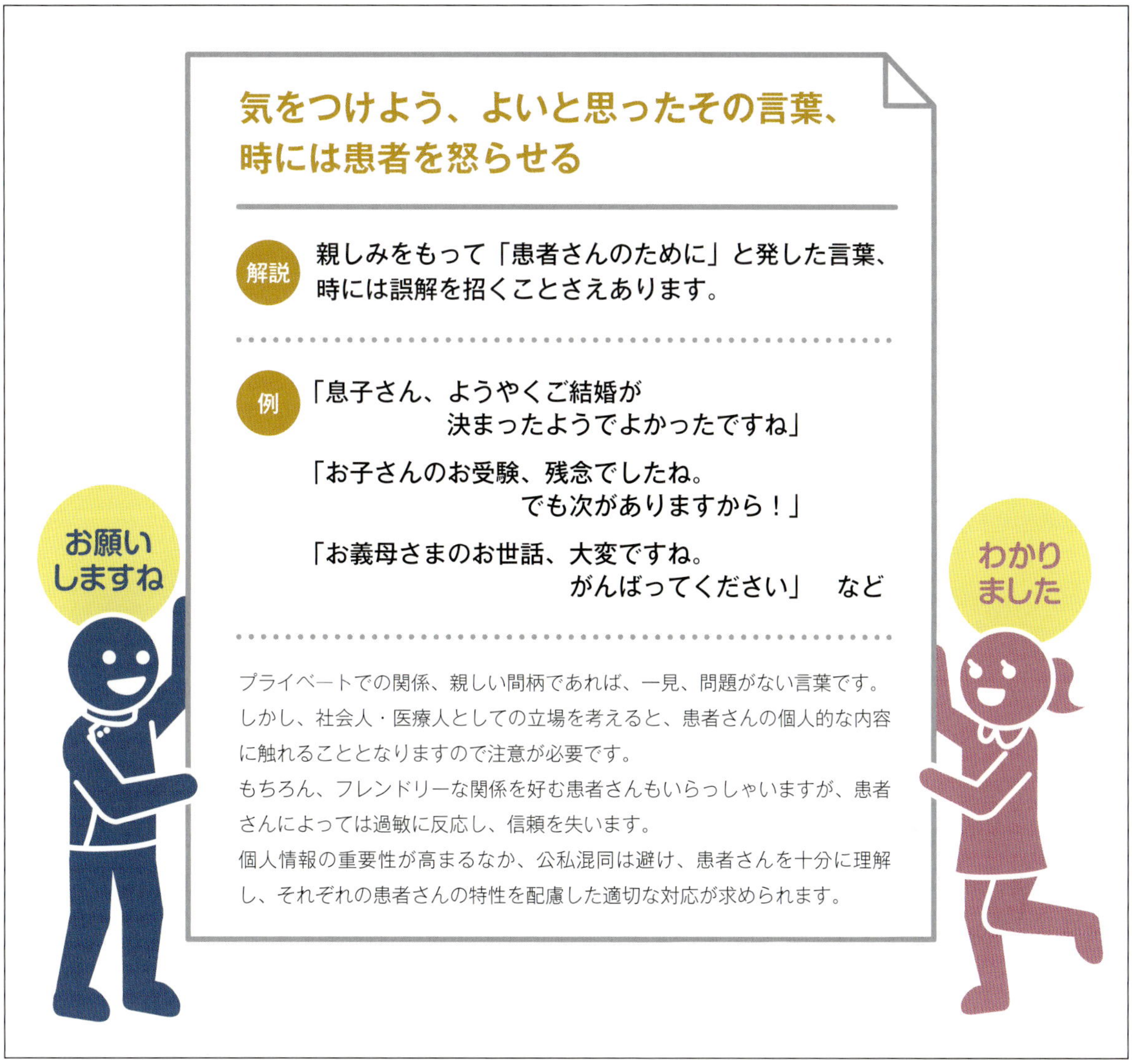

CASE 12
世間話から流出した個人情報？！

気をつけよう、よいと思ったその言葉、時には患者を怒らせる

解説 親しみをもって「患者さんのために」と発した言葉、時には誤解を招くことさえあります。

例
「息子さん、ようやくご結婚が決まったようでよかったですね」

「お子さんのお受験、残念でしたね。でも次がありますから！」

「お義母さまのお世話、大変ですね。がんばってください」　など

プライベートでの関係、親しい間柄であれば、一見、問題がない言葉です。しかし、社会人・医療人としての立場を考えると、患者さんの個人的な内容に触れることとなりますので注意が必要です。
もちろん、フレンドリーな関係を好む患者さんもいらっしゃいますが、患者さんによっては過敏に反応し、信頼を失います。
個人情報の重要性が高まるなか、公私混同は避け、患者さんを十分に理解し、それぞれの患者さんの特性を配慮した適切な対応が求められます。

図12-1　ケース12の反省を踏まえて追加された患者対応のルール例。

理セラピストが贈る魔法のコミュニケーション　～患者さんとの信頼関係を深める心のキャッチボール実践法～』『マンガで学べるパワーアップ！デンタル・コミュニケーション　～コミュニケーション下手から脱出できるテクニックとノウハウ～』（ともにクインテッセンス出版刊）は、行動科学・心理学観点からの患者さんとのコミュニケーションを深めた内容ですので、どうぞ参照ください）。

　ここでお勧めしたいリスクマネジメントは、『歯科医院内で生じた出来事から学び、マニュアル化すること』です。たとえば歯科医院で定められた『患者対応のルール』に、その一環として図12-1の情報を加筆するだけでも、リスクマネジメントの効果は期待できます。

CASE 12

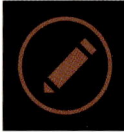

4. 法的観点からどう対応できる？
From a legal point of view

ポイント

1. 個人情報保護法について理解する

このケースでは、世間話の際に、同意を得ることなく他の患者さんのことを話してしまっています。これは『利用目的の達成に必要な範囲を超えて個人情報を取り扱った』といえるので、個人情報保護法違反です。ただし、個人情報保護法上の罰則の適用はありません。

2. プライバシー権侵害による民事責任について理解する

個人情報保護法違反の問題とは別に、『プライバシー権を侵害した』として、不法行為（民法709条）などにより患者さんへの賠償責任を問われることが考えられます。プライバシー権侵害に伴う慰謝料は、たとえば110万円といった金額になり得ます。

3. 守秘義務違反について理解する

歯科医師、歯科衛生士、歯科技工士は、守秘義務を負っており、正当な理由なく業務上取り扱った秘密を漏らすと、秘密漏示罪に問われます。このケースでは、世間話の内容によっては正当な理由なく患者さんの秘密を漏らしたとして、秘密漏示罪に該当する可能性があります。もっとも、秘密漏示罪は親告罪であるため、患者さんの告訴がなければ起訴されず、刑事処罰はなされません。

4. 取るべき対応について理解する

早急に漏えいの事実関係を調査し、クレームを訴えた患者さんの承諾を得たうえで、世間話をした相手方の患者さんに事情を説明して謝罪し、『第三者に話さないで欲しい』ことを伝えるべきでしょう。患者さんから金銭請求を受けた場合には、弁護士などの専門家に相談すべきです。

1. 個人情報保護法について理解する

1) 個人情報とは

このケースでは、患者さんと世間話をしている際に、他の患者さんのことを話してしまっているため、『個人情報の保護に関する法律』（以下「個人情報保護法」といいます）との関係が問題となります。

個人情報保護法は、個人情報の適正な取り扱いに関し、個人情報を取り扱う事業者の遵守すべき義務等を定めることなどにより、個人情報の有用性に配慮しつつ、個人の権利利益を保護することを目的とするものです（ケース8参照）。

個人情報保護法では『個人情報』について、『生存す

CASE 12
世間話から流出した個人情報？！

る個人に関する情報であって、当該情報に含まれる氏名、生年月日その他の記述等により特定の個人を識別することができるもの』と定義しています。

2）個人情報の適正取り扱いの要請

歯科医院は、厚生労働省の『医療・介護関係事業者における個人情報の適切な取扱いのためのガイドライン』に沿った個人情報の管理、すなわち個人情報保護法に基づく個人情報の適正取扱いが期待されています（ケース8参照）。

3）個人情報保護違反とは

個人情報保護法16条1項は、『あらかじめ本人の同意を得ないで、利用目的の達成に必要な範囲を超えて、個人情報を取り扱ってはならない』と定めています。そしてその禁止の例外として、4つの個人情報を取り扱うことができる場合が規定されています（ケース8参照）。

その4つの例外に当たらないにもかかわらず、利用目的の達成に必要な範囲を超えて個人情報を取り扱うと、個人情報保護法違反となります。もっとも、個人情報保護法に違反した場合、それでただちに罰則の対象となるわけではありません。主務大臣（歯科医院の場合は厚生労働大臣）により、報告の徴収（個人情報保護法32条）、助言（個人情報保護法33条）、勧告および命令（個人情報保護法34条）などがあり、それに違反などした場合にはじめて罰則の対象となるのです。

4）事例の検討

このケースでは、本人の同意を得ずにスタッフが患者さんのことについて世間話で第三者に話してしまっています。世間話の具体的な内容は明らかではありませんが、生存する個人に関する情報であって、個人を識別することができる情報であり、第三者に話した内容は個人情報に当たるものと考えざるを得ないでしょう（個人情報保護法2条1項）。そして世間話でその個人情報を第三者に開示することは、個人情報の利用目的に反しているため、利用目的の達成に必要な範囲を超えて個人情報を取り扱ったといえます。さらに4つの例外にも該当しないため、個人情報保護法違反ということになります。もっ

とも、すでに述べたとおり、それのみでは個人情報保護法上の罰則の適用はありません。

このケースでは当たらないと思われますが、個人情報の漏えいの状況が深刻である場合は、自主的な歯科医院による公表もしくは患者さんから苦情を受けるなどした行政機関を経由するなどしてマスコミの知るところとなり、マスコミがニュース価値があると判断すれば、報道などされるケースがあります。その場合は、歯科医院の経営に深刻な影響を及ぼすことから、ただちに罰則を適用されないからといって甘く考えることはせず、個人情報の扱いには慎重を重ねる配慮が求められるというべきです。

またこのケースでは、患者さんが「こちらの歯科医院では、安易に患者さんのことを他人に話してしまうのですか？」とクレームを行っています。これについては、個人情報保護法がその31条1項で『個人情報取扱事業者は、個人情報の取扱いに関する苦情の適切かつ迅速な処理に努めなければならない』と定めていることに留意する必要があります。すなわち歯科医院は、個人情報保護法に基づく個人情報の適正取扱いの観点からも、患者さんのこのクレームについて誠実かつすみやかに対応することが要請されるといえるのです。

2．プライバシー権侵害による民事責任について理解する

1）不法行為などの民法上の責任

患者さんの個人情報を第三者に漏らしてしまった場合、個人情報保護法違反の問題とは別に、患者さんのプライバシー権を侵害したとして、不法行為（民法709条）などにより患者さんへの賠償責任を問われることが考えられます（ケース8参照）。

2）プライバシー権とは

プライバシー権は、人格権の一種であり、私生活をみだりに公開されない権利であると考えられています。東京地方裁判所は、プライバシー情報に該当するための具体的な要件として、以下をすべて満たす必要があると判

CASE 12

断しました(東京地方裁判所。昭和39年9月28日判決。判例時報385号12頁)。

① 私生活上の事実または私生活上の事実らしく受け取られるおそれのあることがらであること。
② 一般人の感受性を基準にして当該私人の立場に立つた場合公開を欲しないであろうと認められることがらであること、換言すれば一般人の感覚を基準として公開されることによつて心理的な負担、不安を覚えるであろうと認められることがらであること。
③ 一般の人々に未だ知られていないことがらであること。

3) 事例のプライバシー権侵害の検討

このケースの世間話がプライバシー情報に該当するかは、どんな世間話をしたか具体的な内容が不明であり、判断できないというべきです。もっとも、世間話は①一般的には私生活上の事実であり、②患者さんがクレームを行っていることからして一般人が公開されたくない事柄であろうと認められ、かつ③有名人ではないでしょうから一般の人々に知られていない事柄と推測され、そうであればプライバシー情報に該当します。ただし、スタッフが業務中にわざわざ他の患者さんが不愉快に思うであろう・公開されたくないであろうことを発言するか疑問もあるので、まずは事実関係の詳細な確認が必要でしょう。

世間話で話した内容がプライバシー情報に該当するとすると、スタッフがその患者さんのことを世間話としてあえて話すことで、故意に患者さんのプライバシー情報を第三者に公開したとして、不法行為(民法709条)などに基づき、スタッフ本人、および使用者責任(民法715条1項本文)などにより医院の開設者たる歯科医師(または医療法人)に、一定の賠償責任が生じる可能性があると判断せざるを得ません。

4) 賠償金額

賠償すべき金額は、プライバシー権侵害に伴う慰謝料ということになります。このケースでは、漏えいした世間話の具体的な内容が不明であり、具体的な賠償額の目安を提示することは困難です。判例では、『入院していた患者さんの病状や余命などを、その病院の看護師が自宅で夫に話したところ、その夫が患者さんの親にその病状や余命などを話してしまった』という事案で、秘密が漏えいし、その患者さんの親が精神的苦痛を被ったなどとして、金110万円の慰謝料などが認められたというものがあります(福岡高等裁判所。平成24年7月12日判決。LLI/DB判例秘書登載)。プライバシー権の侵害は、たとえば110万円といった金額になり得ることを認識し、軽く考えることのないよう留意すべきです。

もっともこのケースでは、スタッフも悪意があったわけではなく、他の患者さんとのフレンドリーな関係から話してしまっただけと思われることから、金銭で補償するという視点ではなく、患者さんに誠意を持って謝罪して理解を得ることがなにより重要でしょう。

3. 守秘義務違反について理解する

1) 歯科医師の守秘義務

歯科医師については、刑法134条1項に秘密漏示罪が定められています。歯科医師は、正当な理由がないのに、その業務上取り扱ったことについて知り得た人の秘密を漏らしたときは、6月以下の懲役または10万円以下の罰金に処せられるのです(ケース8参照)。

なお、この秘密漏示罪は親告罪であり(刑法135条)、被害者である秘密を漏らされた者などが、捜査機関に対し「漏えい者の処罰を求める」との意思表示をしない限り、歯科医師が起訴され刑事処罰を受けることはありません。

2) 歯科衛生士・歯科技工士の守秘義務

歯科衛生士や歯科技工士にも守秘義務が課されています(歯科衛生士法13条の5、同19条1項、歯科技工士法20条の2、同31条1項)。

CASE 12
世間話から流出した個人情報？！

役所 — 個人情報保護法違反！

警察署 — 秘密漏示罪！

裁判所 — プライバシー権侵害！

世間話のつもりでも…

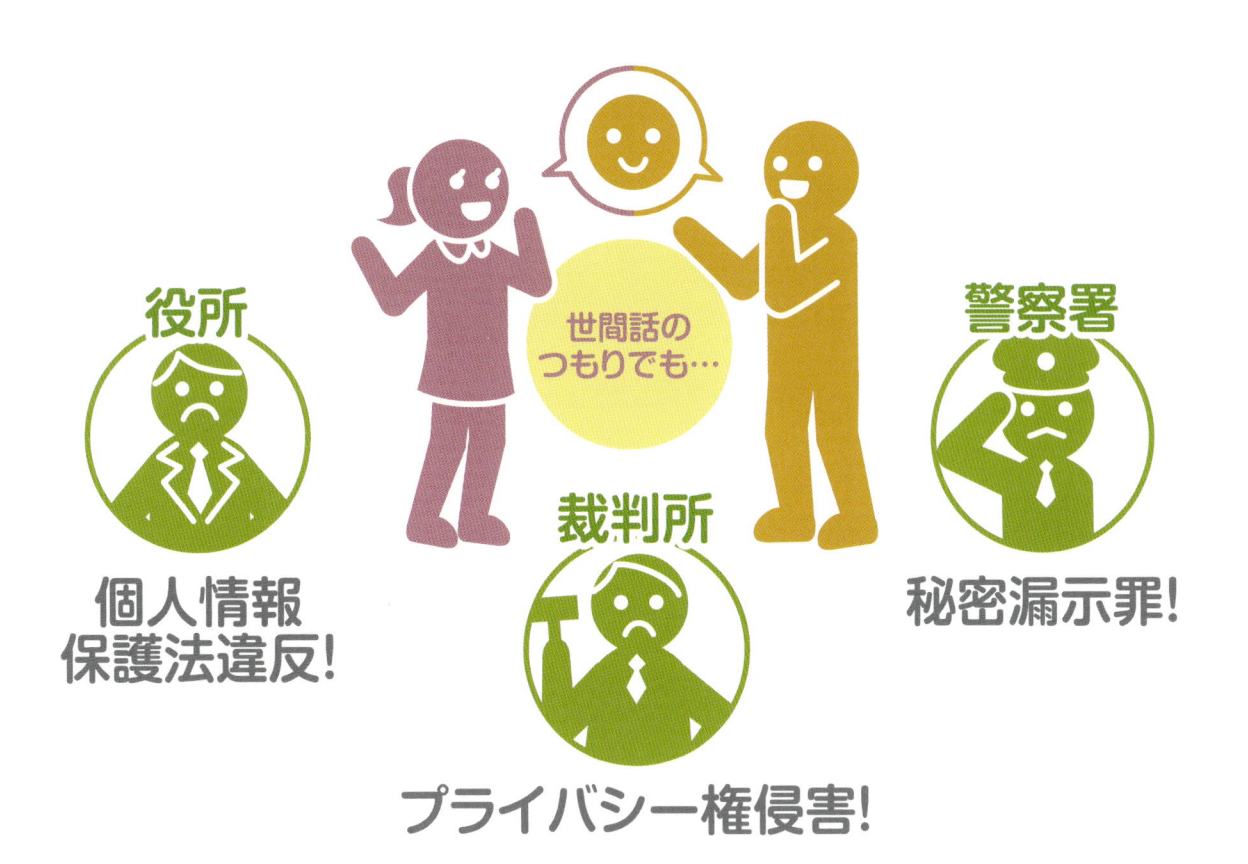

なお、こちらも親告罪であり、告訴がなければ公訴を提起されません（歯科衛生士法19条2項、歯科技工士法31条2項）。

3）事例の検討

このケースについて検討すると、スタッフが患者さんと世間話を交えて話している際に、たまたま他の患者さんの話題になったことを通じて、患者さんの個人情報に関わる話を他の患者さんにしてしまっています。世間話の内容は明らかではありませんが、仮に秘密漏示罪にいう『業務上知り得た人の秘密』にあたるとすると、スタッフが正当な理由なく、業務上知り得た患者さんの秘密を漏らしてしまっているといえます。

また秘密漏示罪は、故意に秘密を漏らしたことが要件の1つとなっています。この点を検討すると、このケースではスタッフはその情報を第三者に話すことについて認識しつつあえて行っており、故意があるということになります。なお参考までに、『秘密を記載した書類を外部に置き忘れ、第三者が拾った』といったケースでは、過失により漏えいしたということになり、故意がなく、秘密漏示罪では罰せられません。

以上の次第で、スタッフが、歯科衛生士または歯科技工士であり守秘義務を負う有資格者である場合は、秘密を漏えいしたとして刑事責任を負う可能性があります。

ただし、上述のとおり秘密漏示罪は親告罪です。そのため告訴がなければ起訴されず、刑事処罰はなされないことになります。そこで患者さんなどが、警察や検察といった捜査機関に対して「刑事処罰を求める」と申し出なければ、スタッフが起訴され刑事責任を問われることはありません。このケースで患者さんが刑事告訴をするかといえば、告訴まではしない可能性が大でしょう。また捜査機関としても、特別の事情がなければ、このケースの状況で告訴を受理し、捜査を進め刑事処罰を行うかといえば、『金銭対価を得て患者さんの秘密を業者に漏

CASE 12

えいした』といった悪質なケースではないことから行わない可能性が高いでしょう。捜査機関が動くのは、『金銭報酬を得て大量に業者に秘密情報を漏えいした』あるいは『インターネットで意図的に個人情報をばらまいてしまい、マスコミ沙汰になり世間的な注目を集めた』などの特別の事情があるケースです。それに対してこのケースは、世間話での漏えいです。スタッフの悪質性が高いとはいえず、捜査機関は動かない可能性が大です。

なお、スタッフが、歯科衛生士などの法律上の罰則の伴った守秘義務を負う資格者ではなかった場合には、秘密漏示罪の対象とはなりません。もちろん、スタッフが雇用関係に伴う守秘義務契約などに関連して、その歯科医院の従業員としての守秘義務に違反している可能性はあるでしょう。しかし、それは歯科医院の内部的な懲戒事由などになったとしても、刑事事件たる秘密漏示罪とは別の問題です。

4. 取るべき対応について理解する

1) 事実関係の把握と謝罪

『世間話程度のことだから』と、軽く考えた対応をしてはいけません。守秘義務は、その違反が刑法で罰せられ得る重大な義務なのです。この点についてスタッフに、『世間話程度でも、歯科医院内ではもちろん、歯科医院外でも、自分の家族に対しても、患者さんの個人情報を話しては絶対にいけない』と認識をあらためてもらう必要があります。

歯科医院は、早急に漏えいに関する事実関係を調査し、クレームを訴えた患者さんの承諾を得たうえで、世間話をした相手方の患者さんに事情を説明し謝罪し、『守秘義務があり本来は話してはいけないことであり、第三者に話さないでほしい』ことを伝えるべきでしょう。そしてクレームを訴えた患者さんに謝罪し、あわせて今後二度とこのような事態が生じないように再発防止策を講じることを伝えるべきでしょう。スタッフに注意を促すだけではなく、教育体制を強化するなど、仕組みとして再発防止策に取り組む必要があり、その具体的な対策を実行すべきです。そのうえで「二度と同様の事態が生じないように、こういった対策を実行しています」と患者さんにぜひ説明してください。

2) 患者さんが納得しない場合

患者さんがそれで納得せず、執拗にミスを指摘し、金銭的な要求に至るケースもあり得ます。そのような場合は、裁判になれば一定の賠償金は不法行為責任などにより支払わざるを得ない可能性がありますので、その水準に沿った金額を提示し和解することが考えられます。しかし、上述のとおり刑事責任に問われることは考え難く、またプライバシー権侵害による損害賠償額の判断が難しいため、具体的な損害を示す資料が患者さんから提出されない場合は、謝罪したうえで、『具体的な資料を提示いただけない限り損害額の判断がつかないため、金銭的な賠償には応じられない』と対応することも考えられます。

このケースでは、通常は金銭的な要求までには至らないことから、それにもかかわらず執拗に金銭的な請求をされる場合には慎重に対応する必要があります。すなわち謝罪の過程で不誠実な対応はなかったか検討のうえ、誠意を尽くしてきたといえる場合は、その患者さんがクレーマーの可能性があります。そのような場合は、無理な要求には毅然と対応することはもちろん、場合により弁護士などの専門家に相談すべきでしょう。

コラム4
弁護士への依頼について

1．緊急に弁護士が必要になった場合の依頼方法

　弁護士は腕の差が大きく、依頼する弁護士により、結論が良くも悪くも大きく変わってきます。そこで、いざクレームトラブルなどが生じ、弁護士を活用したいと思いたったとき、「どうすれば腕の立つ弁護士に依頼できるか」という問題が生じます。

　弁護士へのアクセス方法には、大きく以下の方法が考えられます。

・歯科医師会から紹介を受ける。
・歯科医師賠償責任保険の保険会社から紹介を受ける。
・知り合いの歯科医師や税理士、親戚などから紹介を受ける。
・地域の弁護士会の法律相談を活用する。
・書籍やインターネット、セミナーなどで歯科紛争に強そうな弁護士を探す。

　以上について検討すると、それぞれのアクセス方法にメリットとデメリットがあり、これが最適だと断言することは難しいのですが、歯科医師会や保険会社から紹介してもらった場合は、歯科紛争の経験のある弁護士を紹介してもらえる可能性が高いので、穏当なアクセス方法といえるでしょう。

　もっとも、弁護士の腕は経験からのみ決まるものではなく、むしろその弁護士個人の紛争解決能力に大きく依存します。そのため、歯科紛争の経験が豊富な弁護士だからといって、その弁護士の腕が良いかというと、必ずしもそうではありません。

　そこで、まずは歯科医師会や保険会社から弁護士の紹介を受け、実際に相談しアドバイスを受けるなどしつつ、そのアドバイス内容の妥当性や人柄などを熟慮し、この弁護士は腕がありそうか、相性は良さそうか、十分に検討することをお勧めします。そして、その弁護士の腕や相性に不安を感じれば相談にとどめ、正式な依頼は留保し、別のアクセス方法により別の弁護士らへも同様の相談をするのです。そのうえで、最終的にどの弁護士へ依頼するか結論を出すべきと思料します。

　弁護士としては、事件解決への正式な依頼を受ける前の相談の段階であれば、相談者がその後に別の弁護士へも相談し、その結果、その別の弁護士へ正式な依頼をすることになっても、問題は感じません。しかし、正式な依頼を受けた後に、やはり別の弁護士にということになると「困ったことになった」と感じます。なぜなら、受領済みの着手金の清算処理についてまず問題になりますし、なにより対外的に自分が代理人であると表明済みであるため、解任ないし辞任ということになると、自身の信用問題に関わるためです。そこで、依頼者たる歯科医院側もこの点を心得て、弁護士に正式依頼をする前の段階で、この弁護士で本当によいか、じっくり判断をするべきなのです。

2．顧問契約の活用

　以上、緊急の依頼方法について述べましたが、望ましいのは、あらかじめ契約書の整備、労働問題、その他日常の法律問題を複数の弁護士に相談するなどし、腕がたち相性もよい弁護士を緊急の状況となる前にみつけておくことです。そして、できれば顧問契約をしておくことです。そうすれば、いざというときに慌てることなくスムーズに相談することができますし、弁護士としても、その歯科医院と継続的な関係があることから、より質の高いサービスが可能となります。

　顧問契約の費用は弁護士によりさまざまですが、たとえば毎月5万円で、種々の法律相談や契約書のチェックなどのサービスが追加費用なしで受けられます。

参考文献

【CASE 1】
- 岡村久道. 歯科診療過誤訴訟の判例理論. 判例タイムズ 1995；884：25.
- 歯科法務研究会（編）．Q＆A歯科医師・歯科医院の法律相談．名古屋：新日本法規出版，2012：130，133，148，488.
- 西内岳，許功，棚瀬慎治（共編）．Q＆A病院・医院・歯科医院の法律実務．名古屋：新日本法規出版，2008：35，204.

【CASE 2】
- 岡村久道. 歯科診療過誤訴訟の判例理論. 判例タイムズ 1995；884：27.
- 歯科法務研究会（編）．Q＆A歯科医師・歯科医院の法律相談．名古屋：新日本法規出版，2012：193，278，453，472，480.
- 深澤直之．医療現場のクレーマー撃退法．法的クレーム処理＆ケーススタディ99．長野：東京法令出版，2012：35，226.

【CASE 3】
- 歯科法務研究会（編）．Q＆A歯科医師・歯科医院の法律相談．名古屋：新日本法規出版，2012：58.

【CASE 5】
- 歯科法務研究会（編）．Q＆A歯科医師・歯科医院の法律相談．名古屋：新日本法規出版，2012：234，240，244.
- 深澤直之．医療現場のクレーマー撃退法．法的クレーム処理＆ケーススタディ99．長野：東京法令出版，2012：30，235.
- 森山満．医療現場における法的対応の実務．東京：中央経済社，2012：110.

【CASE 6】
- 歯科法務研究会（編）．Q＆A歯科医師・歯科医院の法律相談．名古屋：新日本法規出版，2012：158.
- 西内岳，許功，棚瀬慎治（共編）．Q＆A病院・医院・歯科医院の法律実務．名古屋：新日本法規出版，2008：54.

【CASE 7】
- 歯科法務研究会（編）．Q＆A歯科医師・歯科医院の法律相談．名古屋：新日本法規出版，2012：491.

【CASE 8】
- 歯科法務研究会（編）．Q＆A歯科医師・歯科医院の法律相談．名古屋：新日本法規出版，2012：321，338.
- 西内岳，許功，棚瀬慎治（共編）．Q＆A病院・医院・歯科医院の法律実務．名古屋：新日本法規出版，2008：390，396.

【CASE 9】
- 歯科法務研究会（編）．Q＆A歯科医師・歯科医院の法律相談．名古屋：新日本法規出版，2012：117，155，169.

【CASE 10】
- 歯科法務研究会（編）．Q＆A歯科医師・歯科医院の法律相談．名古屋：新日本法規出版，2012：476，531.
- 深澤直之．医療現場のクレーマー撃退法．法的クレーム処理＆ケーススタディ99．長野：東京法令出版，2012：488.
- 森山満．医療現場における法的対応の実務．東京：中央経済社，2012：102.

【CASE 11】
- 歯科法務研究会（編）．Q＆A歯科医師・歯科医院の法律相談．名古屋：新日本法規出版，2012：468.
- 深澤直之．医療現場のクレーマー撃退法．法的クレーム処理＆ケーススタディ99．長野：東京法令出版，2012：26.
- 森山満．医療現場における法的対応の実務．東京：中央経済社，2012：143.

巻末付録

日常臨床ですぐに使える！便利な書式集

　ここでは、本書で紹介したチェックリストや問診票、承諾書などさまざまな書式をまとめて掲載しています。

　そのままの形で、あるいは適宜アレンジいただき、日常臨床でご活用ください。

※掲載した書式は日常臨床での使用についてのみ許可し、他媒体への無断転載は禁止します。

【 患者さんの行動観察 チェックリスト 】

対応が難しいと感じた患者さんの行動観察を深めましょう。院内の複数のスタッフで回答してください。患者さんに関する内容で、下記に当てはまる項目欄に印（またはサイン）を入れてください（複数回答可）。

患者氏名：＿＿＿＿＿＿＿＿＿＿＿＿＿＿
記載年月日：　　年　　月　　日
スタッフ氏名：＿＿＿＿＿＿＿＿＿＿＿＿

患者さんの行動観察：内容	スタッフ印
1．感情の起伏が激しいと感じる。	
2．（待合室など）他の患者さんに迷惑をかけたことがあった。	
3．無理な要求をすることがあった。 （治療や予防など専門性を無視するような）	
4．ドクターショッピングがみられる。 （複数の歯科医院を受診するなど）	
5．他医院の批判をよく口にする。	
6．予約日にキャンセルが多い。 または、無断キャンセルやアポなし来院がある。	
7．患者さんの要望や発言が日によって変わる。	
8．患者さんのペースにこちらを巻き込もうとする傾向がみられる。	
9．こちらの話には聴く耳をもたない。	
10．処置した内容に不満（文句）を言ってくることが多い。	

【備考】

【 問 診 票 】

> お口のなかはとても敏感です。気分や体調によって痛みや感覚などが変わることが少なくありません。当院では、患者さんが歯科治療を受けられるにあたって、より快適な状態で過ごしていただけるよう、あらかじめ全身状態についてもお伺いしています。ご理解とご協力の程、よろしくお願いいたします。なお、内容は守秘いたしますのでご安心ください。

◆ 最近1～2か月間のご自身の状態についてお伺いします ◆
当てはまる項目のすべてに○をつけてください

① 寝つきが悪く、なかなか眠れないことがある。	
② 一晩のうちに何度も夢をみることがある。	
③ 深夜に目が覚めた後、なかなか寝つけないことがある。	
④ 夜遅くまで眠れなかったにも関わらず、早朝に目が覚めてしまうことがある。	
⑤ 好きなものでも食べる気がしない。	
⑥ 憂うつな気分が続いている。	
⑦ 新聞やテレビをみていても頭の中に内容が入ってこない、あるいはボーッとみている。	
⑧ 何かしようとしても、いつもより意欲や集中力がないと感じる。	
⑨ 緊張してひどく汗をかいたり、身体が震えてしまうことがある。	
⑩ 何か（行動）をするとき、焦って混乱してしまうことがよくある。	
⑪ 呼吸が苦しく感じることがある。	
⑫ 大きな音に反応して、時折、身体が震えたりすくんだりすることがある。	
⑬ 戸じまりや火の始末など、気になることは何度でも確認することがよくある。	
⑭ 病気に関して心配で、そのことが頭から離れないことがある。	
⑮ 何か恐ろしいことが起こるような気がすることがよくある。	
⑯ 特別な理由はないにもかかわらず、不安に襲われることがある。	
⑰ 些細なことにも腹が立ち、イライラしてしまうことがある。	
⑱ 痛みに対しては過敏である。	
⑲ 首や肩の凝り、背中の凝り、頭痛などのいずれかを感じることがよくある。	
⑳ 慢性的な病気がある（　　　　　　　　　　　　　　　　　　　）。	

【 メインテナンスを受けられる方へ 】

患者氏名：＿＿＿＿＿＿＿＿＿＿＿＿＿＿＿＿＿

配布年月日：　　　年　　　月　　　日

担当者：＿＿＿＿＿＿＿＿＿＿＿＿＿＿＿

　患者さんご自身の毎日の歯磨きと歯科医院での専門的なケアで、むし歯や歯周病を予防し、お口の健康維持、増進を目指しましょう！

1. メインテナンスとは

- ☐ メインテナンスとは、お口の健康の維持、増進のために、定期的に来院していただき、歯科医院での専門的なお口のケアをすることです。

2. メインテナンスについて

【早期発見と早期治療】

- ☐ むし歯や歯周病のチェック。
- ☐ プラークコントロール（毎日の歯磨き）ができているかをチェック。
　お口のなかは常に変化しています。定期的なチェックによって、むし歯や歯周病の悪化を早期発見・早期治療によってお口の健康回復を目指します。

【クリーニング方法】

- ☐ PMTC：専門家による機械的な歯のクリーニングをします。
- ☐ スケーリング：歯ブラシでは除去できない歯石を取り除きます。
- ☐ 口腔衛生指導：お口のなかの状況は、人それぞれ異なります。またお口のなかは常に変化します。患者さんに応じた清掃用具と清掃法を指導します。
- ☐ その他の検査：必要に応じて唾液検査・口腔内細菌検査などをご提案し、予防を強化します。

【メインテナンスの頻度】

- ☐ 来院していただく間隔は、通常は3か月に1度ですが、お口の状態に合わせてご相談いたします。

3. 大切なご伝言

- ☐ メインテナンスにあたって、当院としては最善を尽くしますが、絶対的で完全なものではありません。日頃の体調や清掃状態によってもお口の状態は変化していきますので、患者さんとともに進んでいきたいと願っております。日頃のケアで気になることなどがありましたら、ぜひお気軽にご相談ください。

【 抜歯に関する説明チェックリスト 】

【評価基準】

◆低度：一般的な抜歯条件と比較すると低い状態

◆中度：一般的な抜歯条件と同じくらいの状態

◆高度：一般的な抜歯条件よりも悪化している状態

一般的解説な説明 担当者：　　　　　　　年　月　日	患者氏名： 担当医師：　　　　　　　年　月　日
＊一般的に抜歯になる条件	【口腔内の状況】　　　　　　【状態評価（左欄との比較）】
☐　エックス線写真診査について	☐　エックス線写真診査について　　低度・中度・高度
☐　歯周組織の状態について	☐　歯周組織の状態について　　低度・中度・高度
☐　歯根状態	☐　歯根状態　　低度・中度・高度
☐　骨吸収と状態	☐　骨吸収と状態　　低度・中度・高度
☐　ポケットの状態について 　　（深さ、排膿・出血の有無）	☐　ポケットの状態について　　低度・中度・高度 　　（深さ、排膿・出血の有無）
☐　歯の動揺について	☐　歯の動揺について　　低度・中度・高度
☐　自発痛および咬合痛	☐　自発痛および咬合痛　　低度・中度・高度
☐　口腔内の清掃状態	☐　口腔内の清掃状態　　低度・中度・高度
☐　歯列など口腔内の状況とリスク	☐　歯列など口腔内の状況とリスク　　低度・中度・高度
☐　その他（　　　　　　　　　　）	☐　その他（　　　　　　　　　　）　低度・中度・高度
【備考】	【特記事項】

インプラント治療承諾書

○○歯科医院　御中

1．私は、私のインプラント治療について、治療の内容、治療のリスク、費用などの説明を受け、以下の事項を確認しました。

　　○インプラント治療は、歯の抜けた部分に人工の歯根を埋め、それが骨と結合した状態で、人工の歯冠などを取り付け人工の歯とする治療です。

　　○インプラント治療で麻酔を行いますが、麻酔により、人によってはアレルギー反応が生じるなどのリスクがあります。また、インプラント治療のため、レントゲン写真や記録写真を撮影します。

　　○インプラント治療は、人の体に関することであり、適切な手術を行っても、うまくいかないことがあります。手術中に、インプラントを適切に埋め込むことができない状況と判断した場合は、手術を中止します。また、手術中、緊急な状況では、歯科医師が適切と判断した治療行為を行います。

　　○インプラント治療で、ごく稀にですが、他の歯の損傷、感覚麻痺、炎症などが生じてしまうことがあります。

　　○インプラントは人工の物であり、残念ながら、後々に抜けてしまうこともあります。抜けてしまう原因としては、歯周病などのメインテナンスの不良、ストレスによる歯ぎしりなど、様々です。

2．私は、以上の説明を受け、質問したいことは質問し、治療の内容、治療のリスク、費用などに納得しましたので、インプラント治療を承諾します。

　　　　　　年　　　　月　　　　日

　　　住所　_____

　　　氏名　_____

誓　約　書

○○歯科医院　御中

1．私は、貴医院に対し、以下の金額の診療報酬が未払いとなっています（以下「本件未払い金」といいます）。

　　　　　　　　　金　　　　　　　　　　　　　　円

2．私は、本件未払い金を、貴医院の以下の口座に振込む方法により、以下の返済方法で返済します。なお、振込手数料は私が負担します。

　【口座】　○○銀行○○支店
　　　　　　普通預金　口座番号　○○○○○○○
　　　　　　口座名義人　○○（カタカナ）
　【返済方法】
　　　□　　　　年　　月　　　日限り一括払い。
　　　□　　　　年　　月を含む同月以降、毎月末日に金　　　　円を支払う。
　　　　　ただし　　　　年　　月末日が最終支払い日とし、同日金　　　　円を支払う。
　　　□　以下の返済方法による。

3．私は、前項の支払いを一度でも怠った場合、貴医院に対し、期限の利益を喪失し、残金全額を一括して直ちに支払う義務が生じ、かつ残金に対し前項の支払いを怠った日の翌日から支払い済みまで年14.6％の割合による遅延損害金が生じることを認めます。

　　　　　年　　　月　　　　日

　　　　　住所　_____
　　　　　　　（TEL自宅　　　　　　　　携帯　　　　　　　　）

　　　　　氏名　_____　㊞

治療費の支払いのご請求

〇〇〇〇年〇月〇日

〒〇〇〇—〇〇〇〇
〇〇県〇〇市〇〇〇丁目〇番〇号
〇　〇　〇　〇　様

〒〇〇〇—〇〇〇〇
〇〇県〇〇市〇〇〇丁目〇番〇号
〇〇歯科医院
院長　〇〇〇〇
TEL　〇〇〇〇—〇〇—〇〇〇〇

前略
　当院は、〇月〇日現在、〇〇様より、〇〇治療について、金〇〇円の治療費を未だお支払いいただいておりません。つきましては、〇月〇日までに、金〇〇円を、当院の受付窓口に持参するか、下記の口座に振込手数料を〇〇様の負担でお振込みする方法でお支払いください。
　なお、本状と行き違いにお支払いいただいておりましたら、何卒ご容赦ください。

記

口座　〇〇銀行〇〇支店
普通預金　口座番号　〇〇〇〇〇〇〇
口座名義人　〇〇（マルマル）

草々

通　知　書

〇〇〇〇年〇月〇日

〒〇〇〇〇—〇〇〇〇
〇〇県〇〇市〇〇〇丁目〇番〇号
〇　〇　〇　〇　殿

　　　　　　　　　　　　　　　　　　通知人　〇〇歯科医院　院長　〇〇〇〇
　　　　　　　　　　　　　　　　　　〒〇〇〇〇—〇〇〇〇
　　　　　　　　　　　　　　　　　　〇〇県〇〇市〇〇〇丁目〇番〇号
　　　　　　　　　　　　　　　　　　〇〇法律事務所
　　　　　　　　　　　　　　　　　　上記通知人代理人弁護士　〇〇〇〇
　　　　　　　　　　　　　　　　　　TEL　〇〇〇〇—〇〇—〇〇〇〇
　　　　　　　　　　　　　　　　　　FAX　〇〇〇〇—〇〇—〇〇〇〇

冠省
　当職は、通知人の代理人として、貴殿に対し、以下のとおり通知します。
　通知人は、〇月〇日現在、貴殿に対し、〇〇治療について、金〇〇円の治療費債権があります。つきましては、〇月〇日までに、金〇〇円を、当院の受付窓口に持参するか、下記の口座に振込手数料を貴殿の負担で振込む方法でお支払いください。
　本通知にもかかわらず、平成〇年〇月〇日までに貴殿から金〇〇円全額のお支払いをいただけない場合は、誠に遺憾ながら、法的手続を検討いたしますことを申し添えます。
　なお、当職は、本件に関する一切の交渉を通知人から委任されましたので、今後、本件に関するご連絡は、当職宛になされるようお願いします。

　　　　　　　　　　　　　　　　記

　　　　　　　　　口座　〇〇銀行〇〇支店
　　　　　　　　　普通預金　口座番号　〇〇〇〇〇〇〇
　　　　　　　　　口座名義人　〇〇（マルマル）

　　　　　　　　　　　　　　　　　　　　　　　　　　　　　　　　　　　　草々

【自費診療確認シート】

【患者氏名：　　　　　　　　　　　　　　】

内　容	日　付	確認印	備　考
治療の内容を説明する	年　月　日		
同意書を渡す	年　月　日		
患者さんが記載した同意書を受け取る	年　月　日		
支払方法	☐ 窓口 ☐ クレジット ☐ 振込 ☐ その他		

【特記事項】

内　容	日　付	確認印	備　考
治療の内容を説明する	年　月　日		
同意書を渡す	年　月　日		
患者さんが記載した同意書を受け取る	年　月　日		
支払方法	☐ 窓口 ☐ クレジット ☐ 振込 ☐ その他		

【特記事項】

同　意　書

○○歯科医院　御中

　私は、貴医院の患者＿＿＿＿＿＿＿＿＿＿＿の＿＿＿＿年　月　日付契約書記載の治療について、その内容を理解し、納得しました。

　私は、治療に同意し、患者が主治医の指示に従い誠実に治療を受けるよう指導します。そして、治療費については、期限までに必ず支払うよう監督します。

＿＿＿＿＿年　月　日

　　　住所＿＿＿＿＿＿＿＿＿＿＿＿＿＿＿＿＿＿＿＿＿＿＿＿＿＿＿

　　　　　　　　氏名＿＿＿＿＿＿＿＿＿＿＿＿＿＿＿＿＿＿＿㊞

　　　　　　　　（患者との関係　　　　　　　　　　　　　）

　　　　　　　　（TEL：　　　　　　　　　　　　　　　　）

覚　書

〇〇歯科医院　御中

　私は、貴医院の患者＿＿＿＿＿＿＿＿＿＿の＿＿＿年　月　日付契約書記載の治療について、患者が主治医の指示に従い誠実に治療を受けるよう指導します。そして、治療費については、期限までに必ず支払うよう監督し、その支払いを私が連帯保証します。

　　　　　年　月　日

住所＿＿＿＿＿＿＿＿＿＿＿＿＿＿＿＿＿＿＿＿＿＿＿＿＿

氏名＿＿＿＿＿＿＿＿＿＿＿＿＿＿＿＿＿＿＿＿㊞

（患者との関係＿＿＿＿＿＿＿＿＿＿）

（TEL：＿＿＿＿＿＿＿＿＿＿＿＿＿）

【ハプニング報告書】

【報告書の目的】

「人の行動は完全ではなく、時にはミスを冒し得るものである」ということが言われています。仕事のなかで、好ましくないハプニングが生じた際、今後そうならないために未然に防ぐことを考えていきたいと思います。

つきましては、<u>日常の臨床のなかで生じた失敗や出来事について記載してください。</u>

なお、報告の目的は、決して個人への批判をすることではありません！　報告書からよりよいシステム構築をしていくことを目的にしていますので、どうぞ安心して真実を伝えてください。

報告者氏名：　　　　　　　　　　患者氏名：

臨床経験年数：　　　　　年　　　　か月　（備考：　　　　　　　　　　　　　　　）

発生日時：　　　　年　　　月　　　日（　　）・　午前 / 午後　　　　時　　　　分

責任者への報告：　誰（　　　　　　　　　　）に、いつ頃（　　　　時　　　　分）

---

①どのような状況で何が起こりましたか？（時間経過に沿って記入してください）

②そのことに関して、どのように対応しましたか？

③問題発生の主な原因には、どのようなことが考えられますか？

④今後、このようなことが生じないようにするには、どのようにしたらよいと考えますか？
（具体的かつ明確な提案を考えてください）

個人情報の守秘のお願い

　この度は当院の不注意から、お二人には大変ご迷惑をおかけいたしましたことを、深くお詫び申し上げます。以後、このようなことがないよう日々努力して参りたいと深く反省いたしております。

　大変恐縮ではございますが、ここでお願いがございます。保険証は大切な個人情報でもございます。間違えてお渡しいたしました保険証の個人情報に関しまして、どうか守秘をしていただきますようお願い申し上げます。

心からお詫び申し上げますとともに、個人情報の守秘をここにお願い申し上げます。

＊＊年＊＊月＊＊日
◆◆歯科医院
院長　＊＊＊＊＊＊＊＊＊＊

上記の内容をご理解いただけましたら、ご署名をお願い申し上げます

＊＊年＊＊月＊＊日
ご署名：＊＊＊＊＊＊＊＊＊＊＊＊＊＊＊＊＊＊

合 意 書

　○○○○（以下「甲」といいます。）と○○歯科医院院長○○○○（以下「乙」といいます。）は、本日、以下のとおり合意しました。

1　乙は、甲に対し、乙が○○○○年○月○日に甲の個人情報を過失により漏えいしてしまったこと（以下「本件」といいます。）について、心より謝罪し、本件の解決金として、金3万円の支払い義務があることを認めます。

2　甲は、乙を許すこととし、前項の金3万円を、本日、乙より受領しました。

3　甲と乙は、本件に関し、本合意書に定める他、何らの債権債務がないことを相互に確認します。

　以上の合意の成立を証するため、本合意書を2通作成し、甲乙各自記名捺印のうえ、各1通ずつ保管します。

　　　　　　年　　　月　　　日

　　　［甲］

　　　住　所　_____

　　　氏　名　_____　㊞

　　　〔乙〕
　　　○○県○○市○○○丁目○番○号
　　　○○歯科医院
　　　院　長　　○　○　○　○　　　㊞

　　　　　　　　　　　　　　　　　　　　　以上

【 問診票に組み込むチェック項目 】

　お口のなかは敏感です。患者さんの気分によって症状の感じかたにも変化が生じます。気分が低下しているときや疲労が続いているときは、痛みを強く感じたり、違和感を持つことがあります。患者さんに快適に過ごしていただき、歯科治療のストレスを軽減していただくために、普段の状態についてお伺いします。
（内容は守秘いたしますので安心して回答してください）

....

◆当てはまる項目に✓をつけて下さい（複数回答可）

- ☐ 睡眠はよい状態ではない。
- ☐ 最近1〜3か月のあいだ、疲れていると感じる。
- ☐ どちらかというと几帳面な性格で、完璧にしないと気が済まないほうである。
- ☐ 何かを決断するとき、頭のなかが混乱し、焦ってしまうことがある。
- ☐ あることに対してこだわりが強く、納得しないと先に進めない。
- ☐ 戸閉まりや火の元など、気になることを何度も確認しないと気が済まない。
- ☐ 容姿ことや健康のことが気になり、頭のなかでそのことばかり考えている。
- ☐ 最近、何事にも意欲や集中力に欠ける。
- ☐ 人の言動や視線が気になる。
- ☐ なにか嫌なことが起こるような予感がする。

治療同意書

○○歯科医院　御中

　私は、私の_____治療に関し、以下の点について説明を受け、質問したいことはすべて質問しました。

- 現在の状況
- 治療の方法
- 治療の期間
- 治療のリスク
- 代替的な治療法（その有無、および利害得失）
- 治療の費用（金_____円）
- 特記事項

私は、説明に納得しましたので、治療に同意します。

_____年　　月　　日

　　住　所_____

　　氏　名_____

【 治療フィードバックシート 】

> このシートは、現在、治療中の患者さんに配布しています。症状に関する気になることや心配されていらっしゃること、不安なことも含めて、患者さんの状態を理解して参りたいと思います。つきましては、必要に応じて記入し、次回の来院時、診療を始める前に受付にお渡しください。

◆患者氏名：

◆記載年月日：　　　年　　月　　日　→　◆受取り日（スタッフ記入）：　　月　　日

1）現在、治療中の歯に関して、治療内容は理解されていますか？　わかりづらいことや心配なこと、気になることがありましたらお知らせください。

2）治療中の歯の痛みや違和感についてお伺いします。ご自分の感覚で構いませんので、当てはまる数値に○をつけてください。

　　◆痛みや違和感の度合い

　　弱い ← 0・1・2・3・4・5・6・7・8・9・10 → 強い
　　　　　　　　　　　　　　　普通

　　◆どのような痛み、または、違和感でしょうか？

3）現時点で、治療に対するご希望は何かありますか？

【 治療前のフィードバックシート 】

患者氏名：＿＿＿＿＿＿＿＿＿＿＿＿＿＿＿＿＿＿

配付年月日：　　　年　　月　　日
担　当　者：＿＿＿＿＿＿＿＿＿＿＿

治療の説明を受けられた患者さんへ

　歯科治療の説明は専門的なお話もあり、少々、わかりにくい点もあったかと思います。当院では患者さんが治療を受けられるにあたって、治療内容を十分に理解していただき、納得されたうえで治療にのぞまれることを願っています。つきましては、本シートにご記入のうえ、次回の来院時に受付に提出していただきますようお願いいたします。

　なお、ご提出がなかった場合は、治療内容をご理解していただきましたうえで治療への同意をされたことと理解させていただきます。

1）本日ご説明した内容で、難しかった点やわかりにくかった点などがございましたらお知らせください。

2）治療にあたって、気になることや不安なことがございましたら、些細なことでも構いませんのでお知らせください。

備考：（この欄は担当者が記入します）
担当者：＿＿＿＿＿＿＿＿＿
記載日：　　　月　　日

◆治療を開始してもよいと判断されましたらご署名をお願いします。

　　　ご署名：＿＿＿＿＿＿＿＿＿＿＿＿＿＿＿＿

【著者一覧】

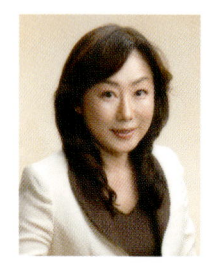

水木 さとみ（みずき さとみ）

医学博士・心理カウンセラー・歯科衛生士
株式会社エム・エイチ・アイ 代表取締役
医療法人信和会 ミズキデンタルオフィス 理事

法政大学社会学部卒業後、日本歯科大学付属歯科専門学校歯科衛生士科卒業、渡米。帰国後、各種心理療法を修得し、横浜市立大学医学部口腔外科学講座、同精神医学講座、東京医科歯科大学頭頸部心身医学講座にて、長年、心理カウンセリングを実践。横浜市立大学より医学博士の学位を授与。東京医科歯科大学頭頸部心身医学講座臨床講師、上海YODE Dental Center 顧問。数多くの講演・研修をこなし、心理学・行動科学に基づくコミュニケーション術、スタッフ育成、院内組織力強化は好評を得ている。

＜連絡先＞
株式会社エム・エイチ・アイ（Medical Healing Institute）
TEL：045-410-4817　FAX：045-534-4060
http://www.mizuki-satomi.jp　e-mail：smizuki@mhi-inc.jp

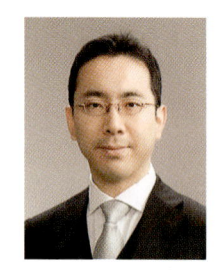

鈴木 陽介（すずき ようすけ）

弁護士・法務博士
サンベル法律事務所

早稲田大学政治経済学部政治学科卒業後、東京大学大学院法学政治学研究科法曹養成専攻修了。弁護士登録後（東京弁護士会）、法律事務所勤務を経て、サンベル法律事務所開設。弁護士として、中小企業の再建や相続の絡む事業承継問題に取り組むとともに、歯科医院の法律業務全般に力を入れている。クライアントは、歯科医師をはじめとする事業者や中小企業が中心。

＜連絡先＞
サンベル法律事務所
TEL：03-5925-8437　FAX：03-5925-8438
http://www.sunbell.jp　e-mail:suzuki@sunbell.jp

心理カウンセラーと弁護士が説く！
困っていませんか？　こんな患者さんとのトラブル＆ハプニング

2013年10月10日　第1版第1刷発行

著　者　水木　さとみ／鈴木　陽介

発行人　佐々木　一高

発行所　クインテッセンス出版株式会社
　　　　東京都文京区本郷3丁目2番6号　〒113-0033
　　　　クイントハウスビル　電話 (03)5842-2270(代表)
　　　　　　　　　　　　　　　　 (03)5842-2272(営業部)
　　　　　　　　　　　　　　　　 (03)5842-2279(書籍編集部)
　　　　web page address　http://www.quint-j.co.jp/

印刷・製本　サン美術印刷株式会社

©2013　クインテッセンス出版株式会社　　禁無断転載・複写
Printed in Japan　　落丁本・乱丁本はお取り替えします
　　　　　　　　　　ISBN978-4-7812-0335-5　C3047

定価は表紙に表示してあります